JN029964

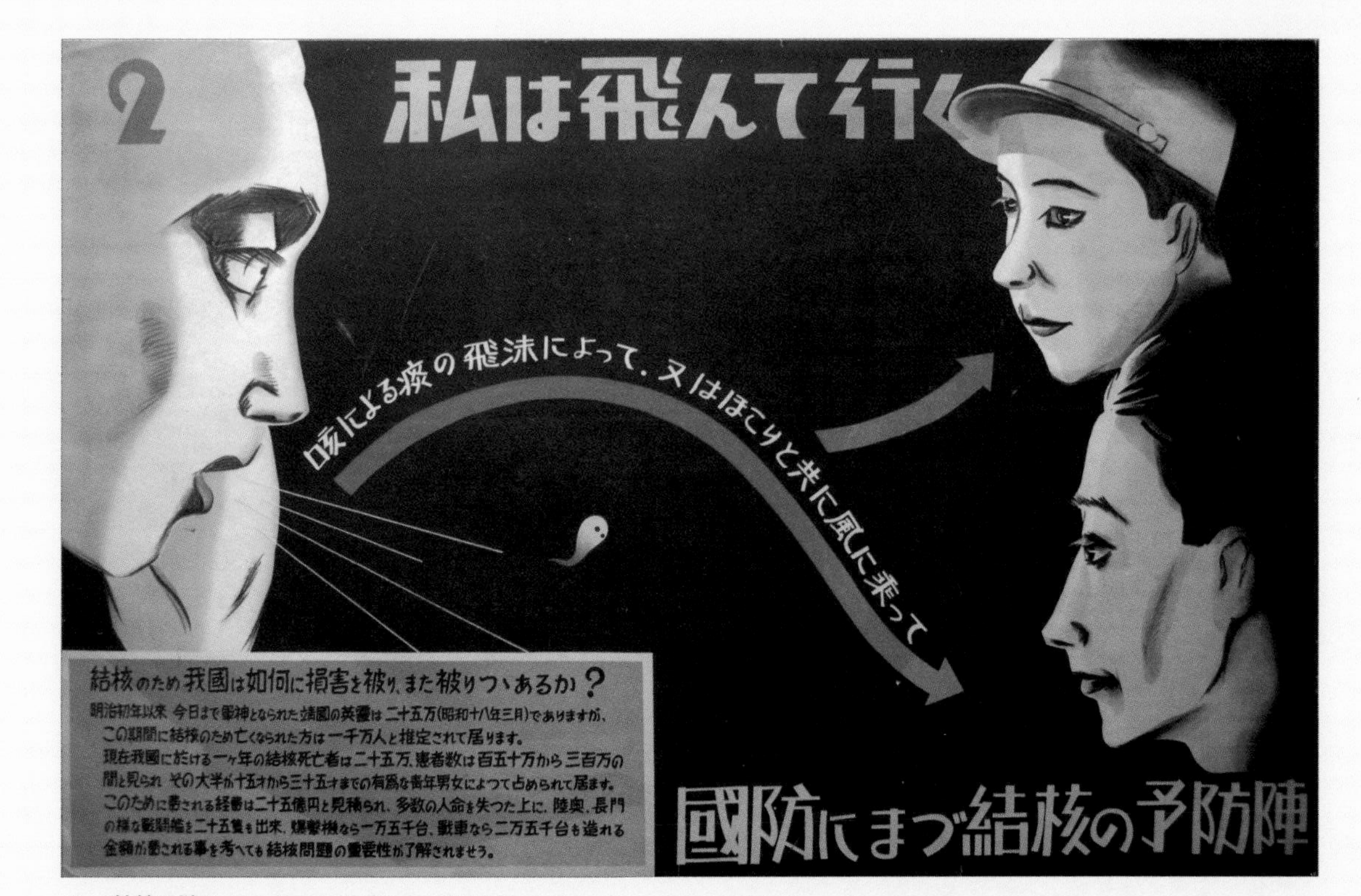

1. 結核予防キャンペーンのポスター(口絵 10 まで).
どのような経路で結核菌に感染するかを示すとともに，その国家的な損害の大きさを戦艦の数などに換算して伝えている

結核菌を體内に入れぬやうにせよ
映画・劇場
20
丸三百貨店
人ごみの場所へ子供や弱い人はなるべく近よるな
患者自身の注意!!
咳をする時は必ず口をハンカチで掩ふ事。ハンカチは度々煮沸して消毒する事。痰を絶對に呑み込まぬ事。痰は必ず紙にとり焼き捨てるか、痰つぼにする事。街路上に痰をはかぬ事。止むを得ぬ場合は下水にはく事。家族と同室する場合は必ず三尺位離れて對座する事。
常に必勝の信念を持ち病氣を恐れぬと同時に、病氣を馬鹿にせぬ事。家族と同室して寝む時は必ず枕を三尺以上離してふとんを敷く事。出來れば屏風で境をするか衝立を境にする事。
信仰による安心觀に徹する事も大切です。國家の恩、家族の恩、親兄弟の恩、医者、看護婦、天地の恩を感謝すること、体の安静は静かにねて居ればとれますが、精神の安静は熱や脈を餘りに氣にする様な弱い事では到底持つ事は出來ません。
大和魂……この不退轉の決意が闘病にも大切です。!!

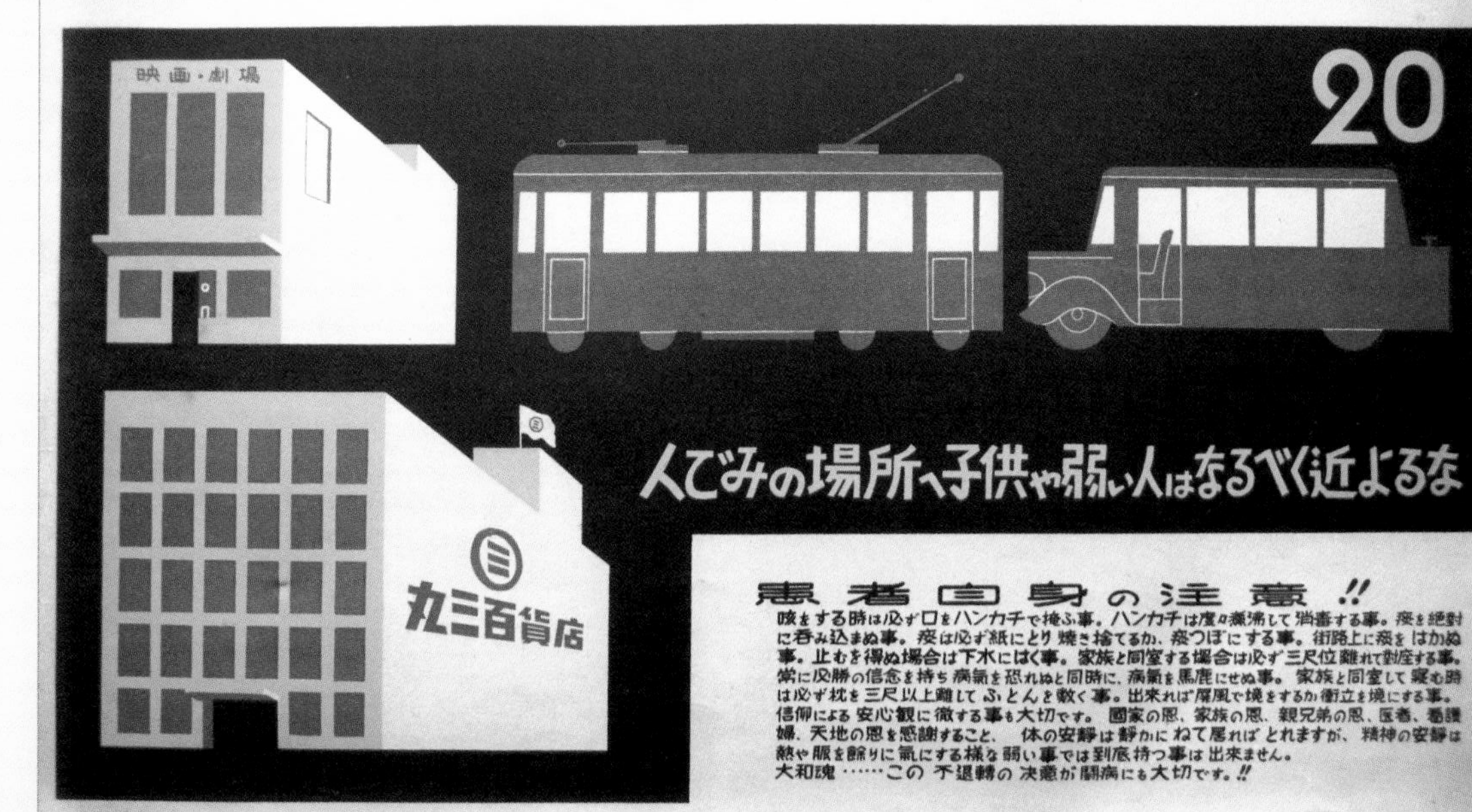

2. 人混みを避け，咳をするときは口をおおい，
家族と対座・就寝するときは必ず三尺(約 90㎝)くらい離れて，と呼びかける

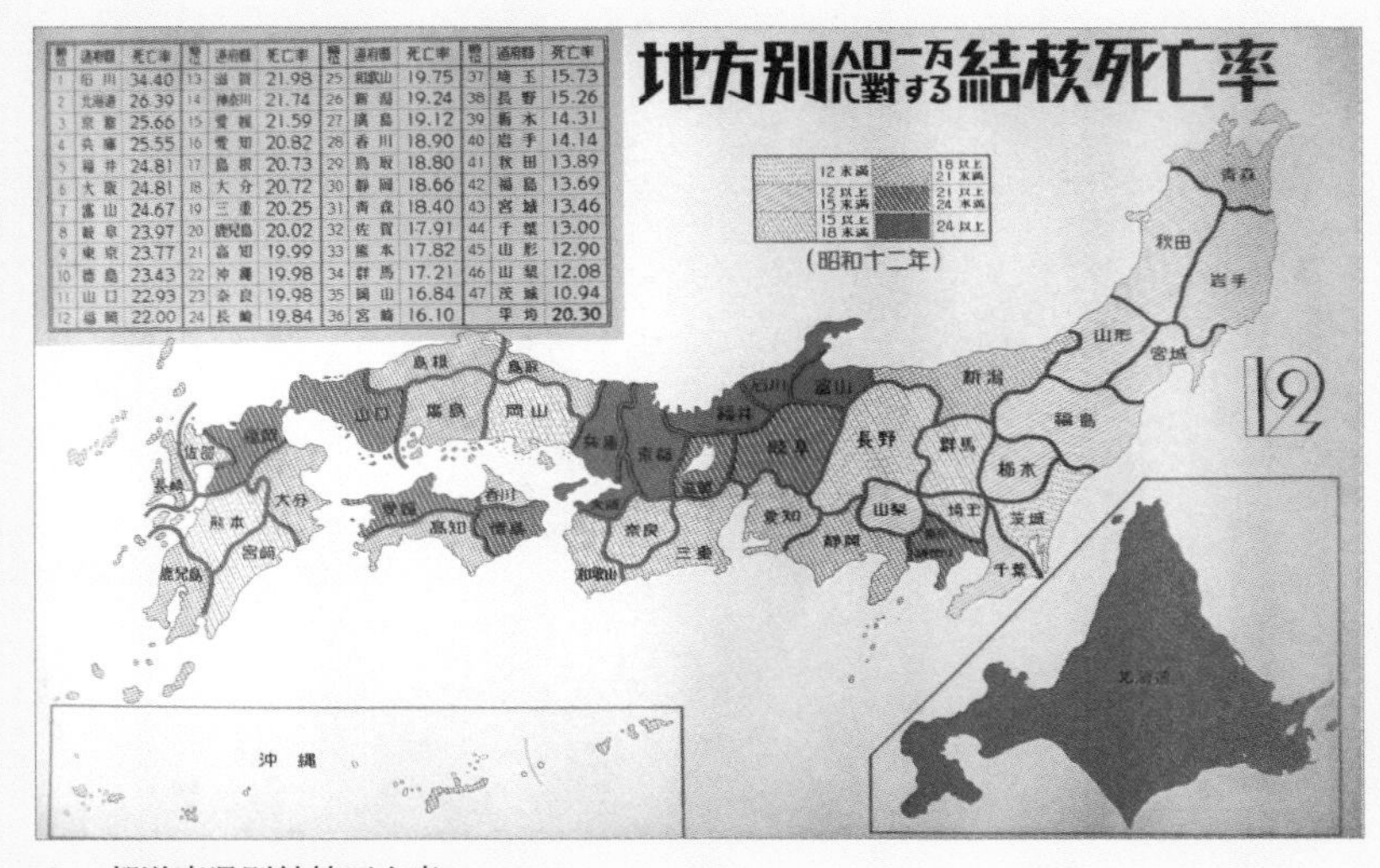

順位	道府縣	死亡率	順位	道府縣	死亡率	順位	道府縣	死亡率	順位	道府縣	死亡率
1	石川	34.40	13	滋賀	21.98	25	和歌山	19.75	37	埼玉	15.73
2	北海道	26.39	14	神奈川	21.74	26	新潟	19.24	38	長野	15.26
3	京都	25.66	15	愛媛	21.59	27	廣島	19.12	39	栃木	14.31
4	兵庫	25.55	16	愛知	20.82	28	香川	18.90	40	岩手	14.14
5	福井	24.81	17	島根	20.73	29	鳥取	18.80	41	秋田	13.89
6	大阪	24.81	18	大分	20.72	30	靜岡	18.66	42	福島	13.69
7	富山	24.67	19	三重	20.25	31	青森	18.40	43	宮城	13.46
8	岐阜	23.97	20	鹿兒島	20.02	32	佐賀	17.91	44	千葉	13.00
9	東京	23.77	21	高知	19.99	33	熊本	17.82	45	山形	12.90
10	德島	23.43	22	沖繩	19.98	34	群馬	17.21	46	山梨	12.08
11	山口	22.93	23	奈良	19.98	35	岡山	16.84	47	茨城	10.94
12	福岡	22.00	24	長崎	19.84	36	宮崎	16.10		平均	20.30

3.　都道府県別結核死亡率

9
明治から昭和まで
日清戦爭より支那事變までの英靈
約25萬柱
この期間に結核で斃れ去った國民
1000萬人
少年期より青年期に移る時期に多く発病を見る理由は…
健康一つで忠孝二つ

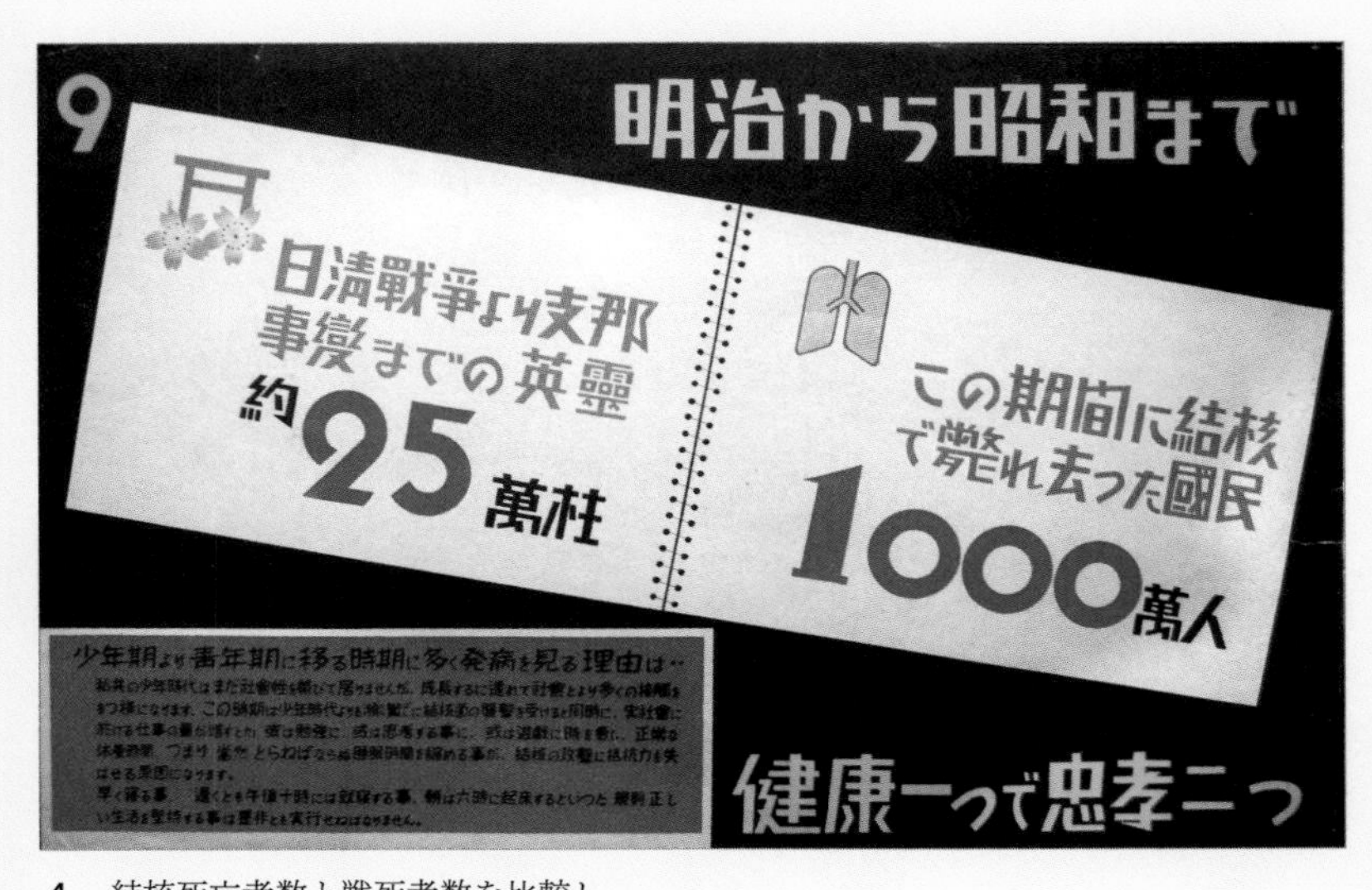

4.　結核死亡者数と戦死者数を比較し，
青年期に発病するのは社会との接触が多くなるとともに
仕事・勉強・遊戯などで睡眠時間が減るためとし，規則正しい生活を呼びかける

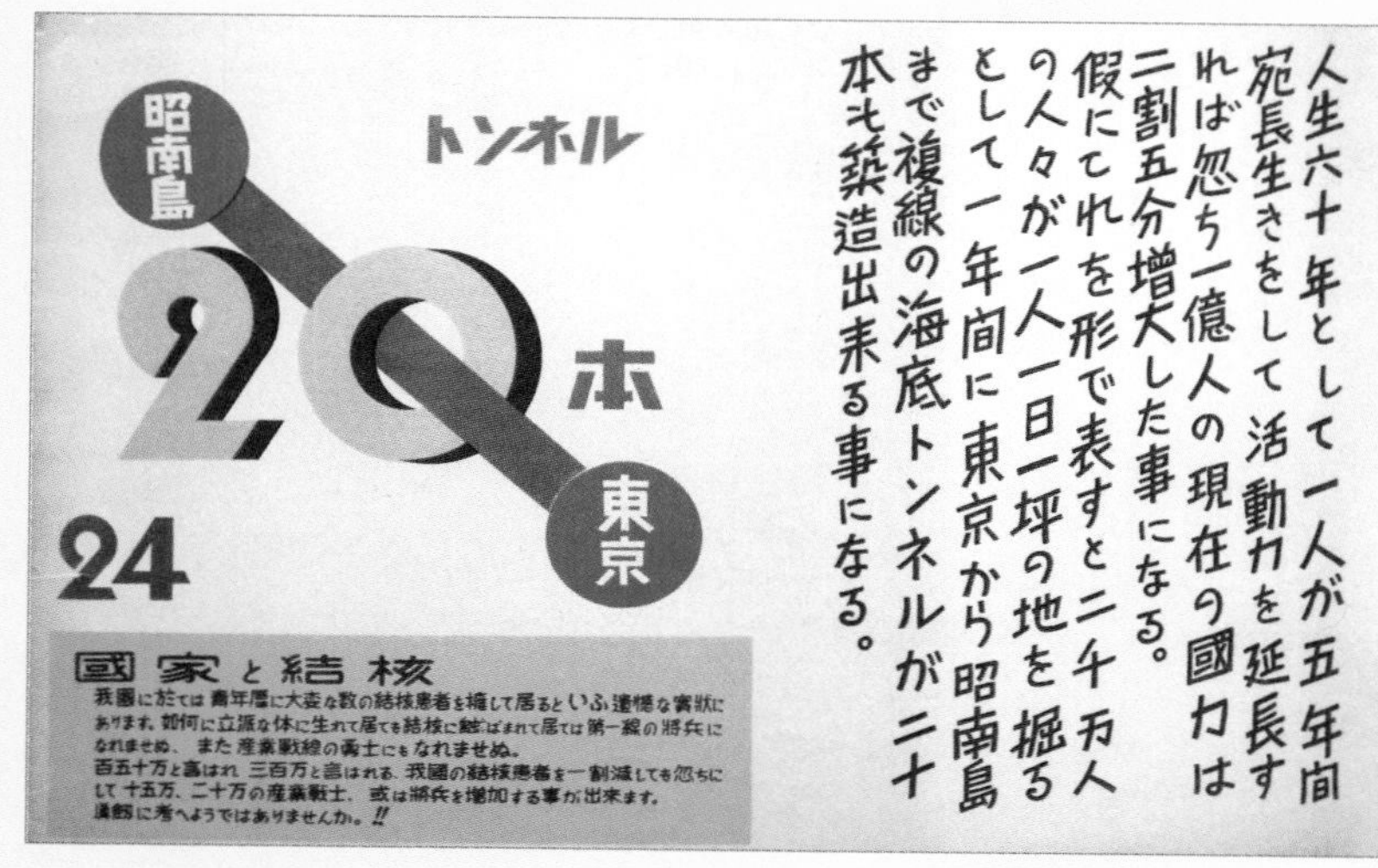

5. 労働力への換算.
昭南島は，第 2 次世界大戦中に，占領したシンガポールに日本軍が付けた名称

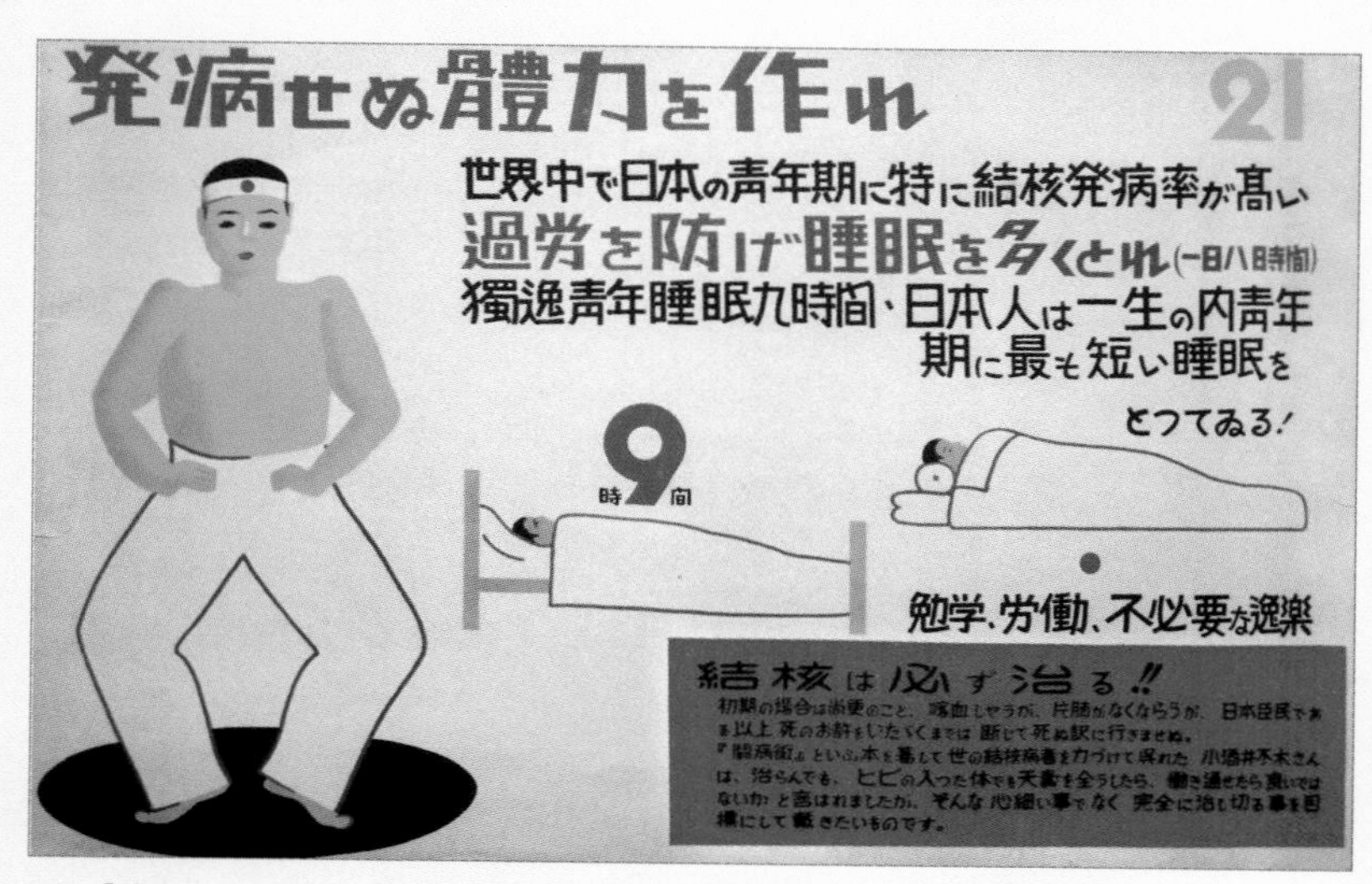

6. 「喀血しやうが，片肺がなくならうが，日本臣民である以上
死のお許(ゆるし)をいただくまでは断じて死ぬ訳に行きませぬ
[…]完全に治し切る事を目標に」とある

體は使へば強くなる　15

心身の鍛錬

早起き

早寝

あける窓から飛び込む健康

正しい療法とは？


初期の方でも、何期の方でも 先づ 安静が大切です。

安静を保つ事によつて生れてから死ぬまで休む事なく活動し続ける我々の肺と心臓に休養を与へる事が出来同時に結核毒と、結核菌の体内撒布を最少限度に止める事が出来ます。

次に栄養を十分に保たせる事です。 結核患者は特に栄養消費が多いのでありますから その補給を十分にせねばなりませぬ。 然しぜいたくな食物と誤解する事は間違ひです。

次に精神力と新鮮な空気です。 そして 最後に正しい薬の必要が残ります。

7.　予防には心身の鍛錬・早寝早起き・新鮮な空気が,
治療には安静・休養・栄養・空気・薬に加え，精神力が重要と説く

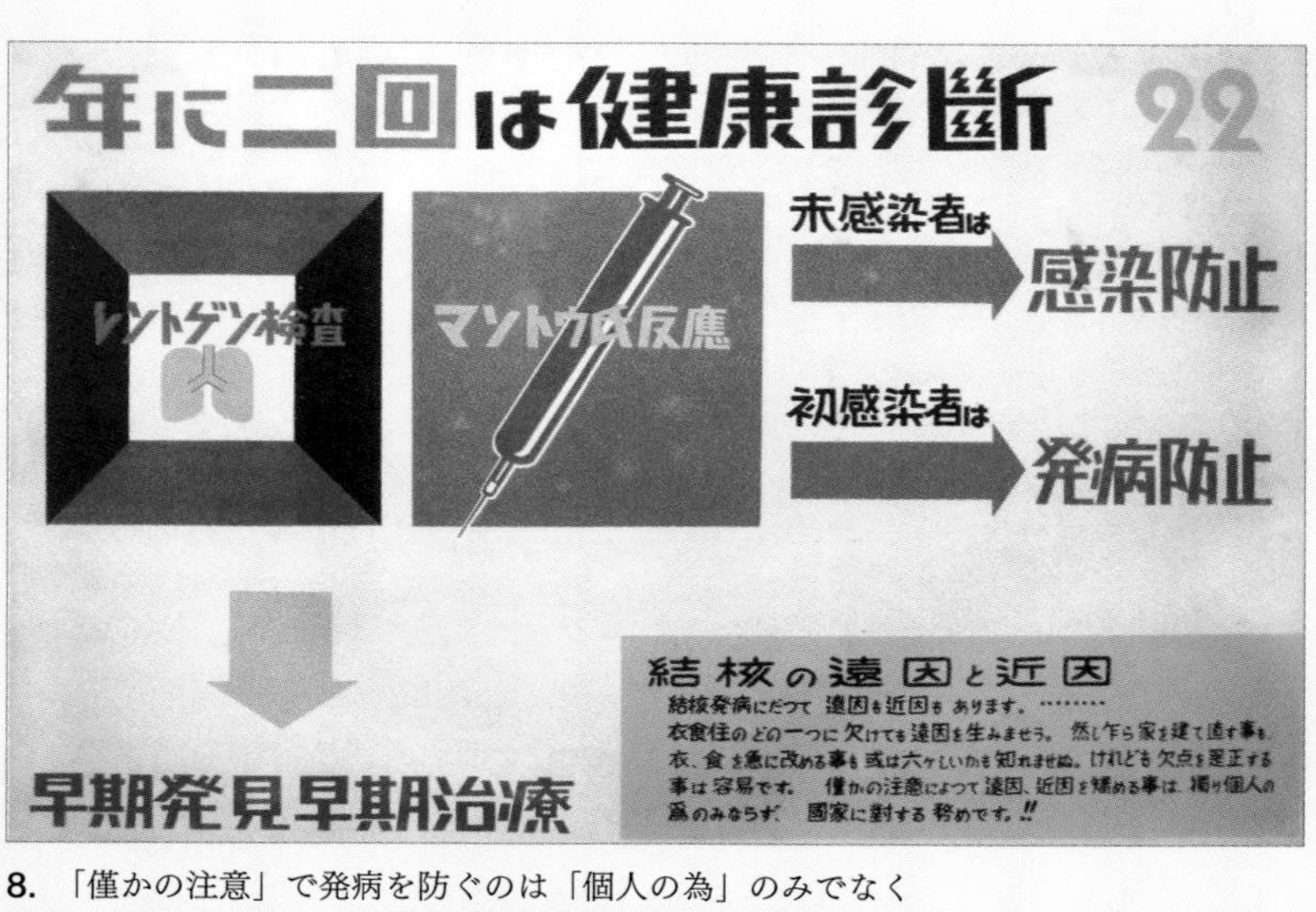

8. 「僅かの注意」で発病を防ぐのは「個人の為」のみでなく
「国家に対する務め」と，年２回の健康診断の受診を呼びかける.
「マントウ氏反応」は「ツベルクリン反応」のこと

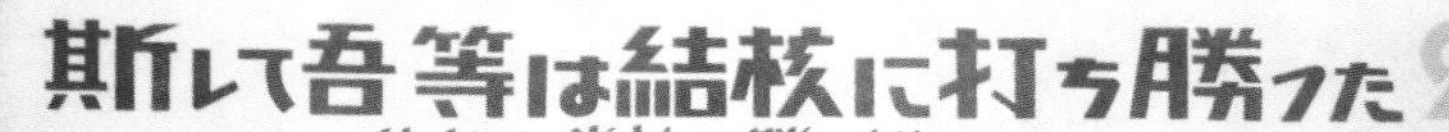

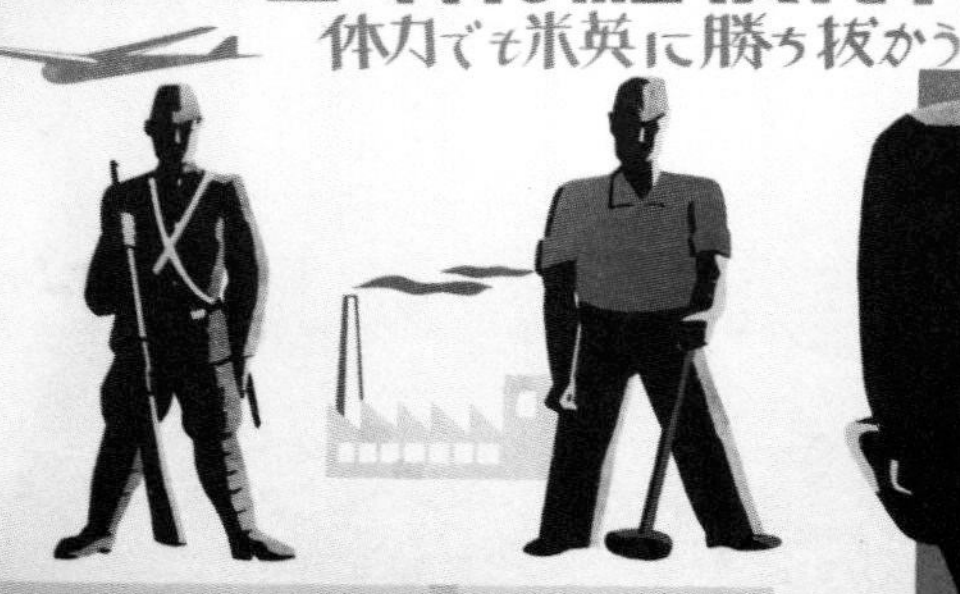

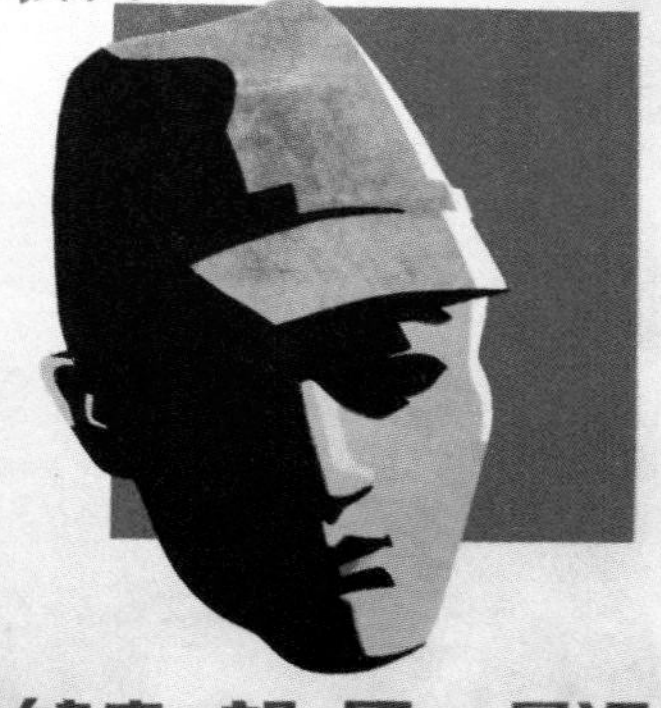

9. 闘病と戦争を重ねるレトリックが用いられている．
からだは自分だけのものではないとされた

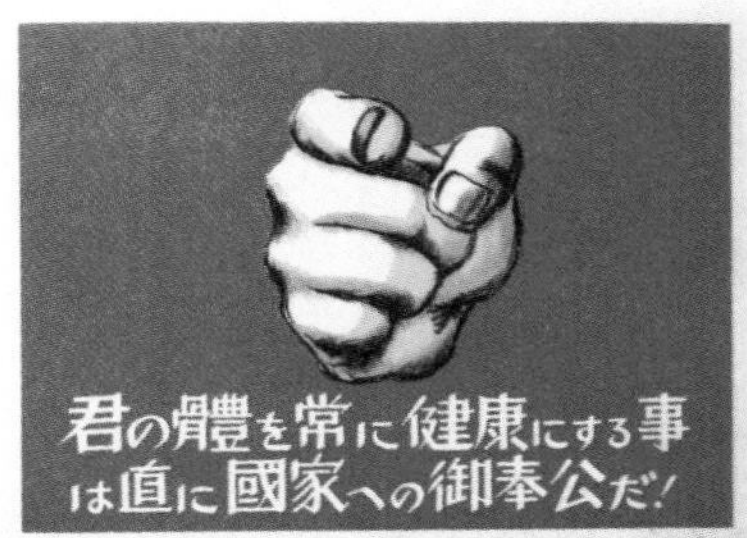

10. 「健康」で「生産」に従事することは，
戦場で傷つき死んだ兵士に対する銃後のつとめであると述べられている
（以上，結核予防会結核研究所図書室蔵）

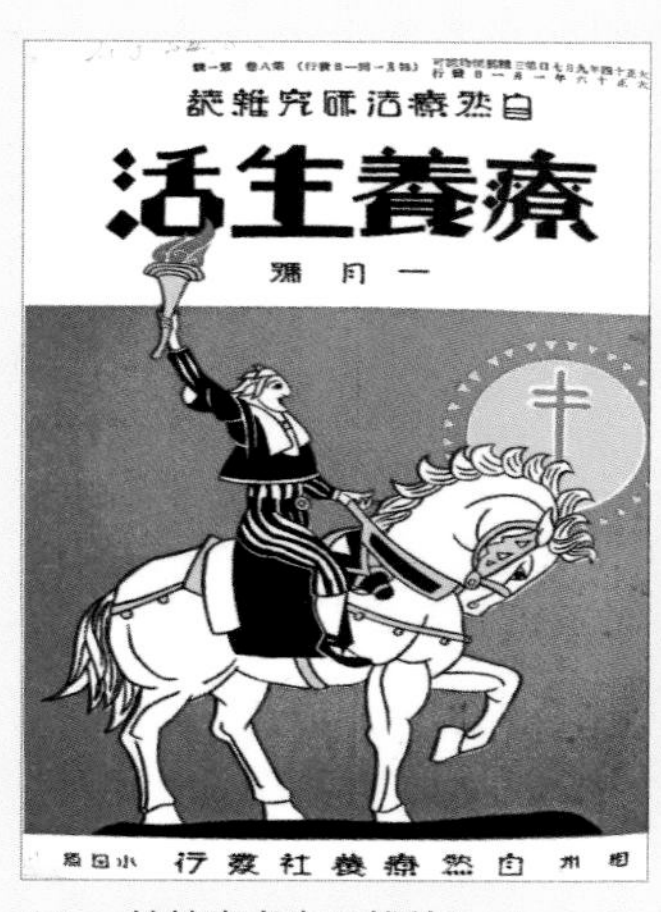

11.　結核患者向け雑誌
『療養生活』(1927 年 1 月号)の表紙

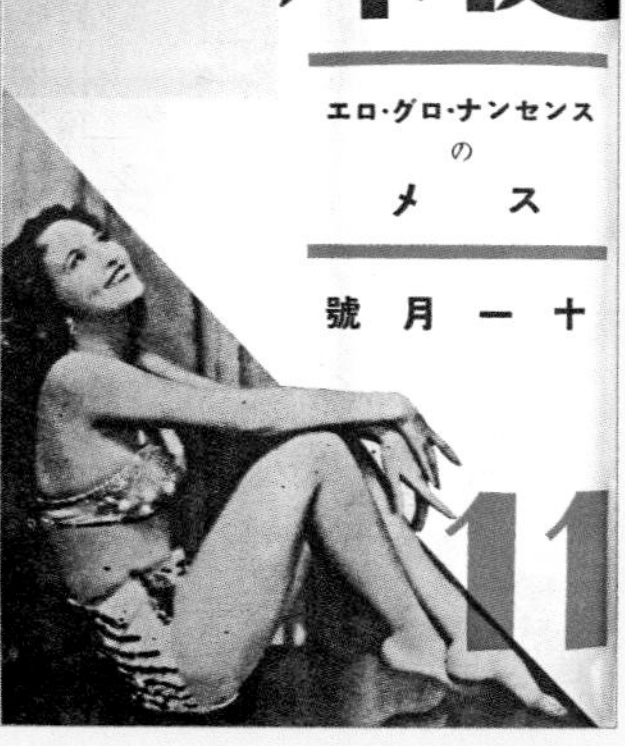

12.『健康生活』(1930 年 11 月号)の表紙.
結核が蔓延するとともに
「健康」をタイトルに用いる雑誌が
数多く創刊された

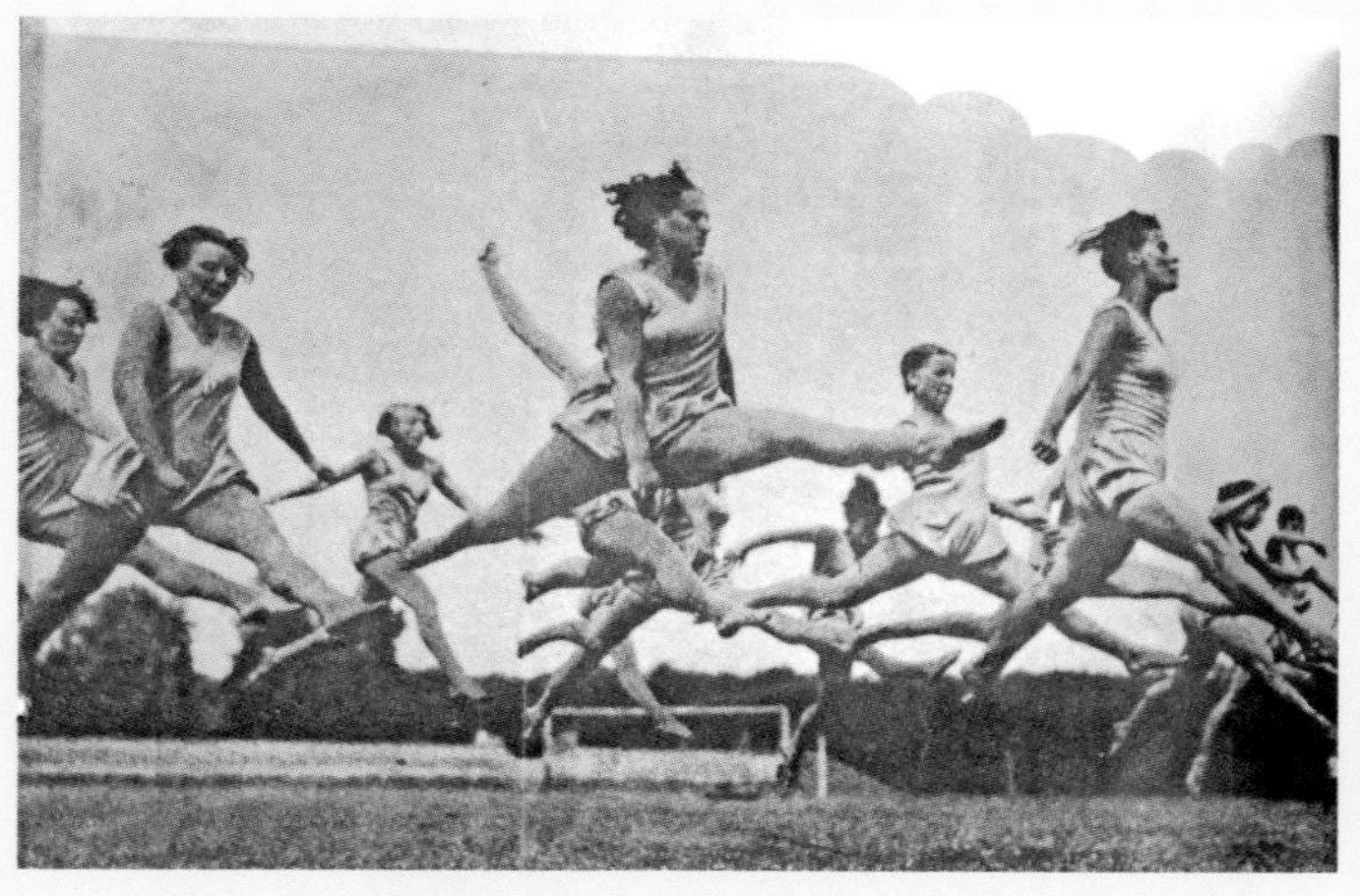

13.　『健康生活』(1930 年 10 月号)の口絵．ドイツ人女性の「韻律体操」.
キャプションには「世界大戦のドイツの偉業は他でもない「婦人の建造」!
そこに平和の発展と新しい国際的意力の基礎がある」とある

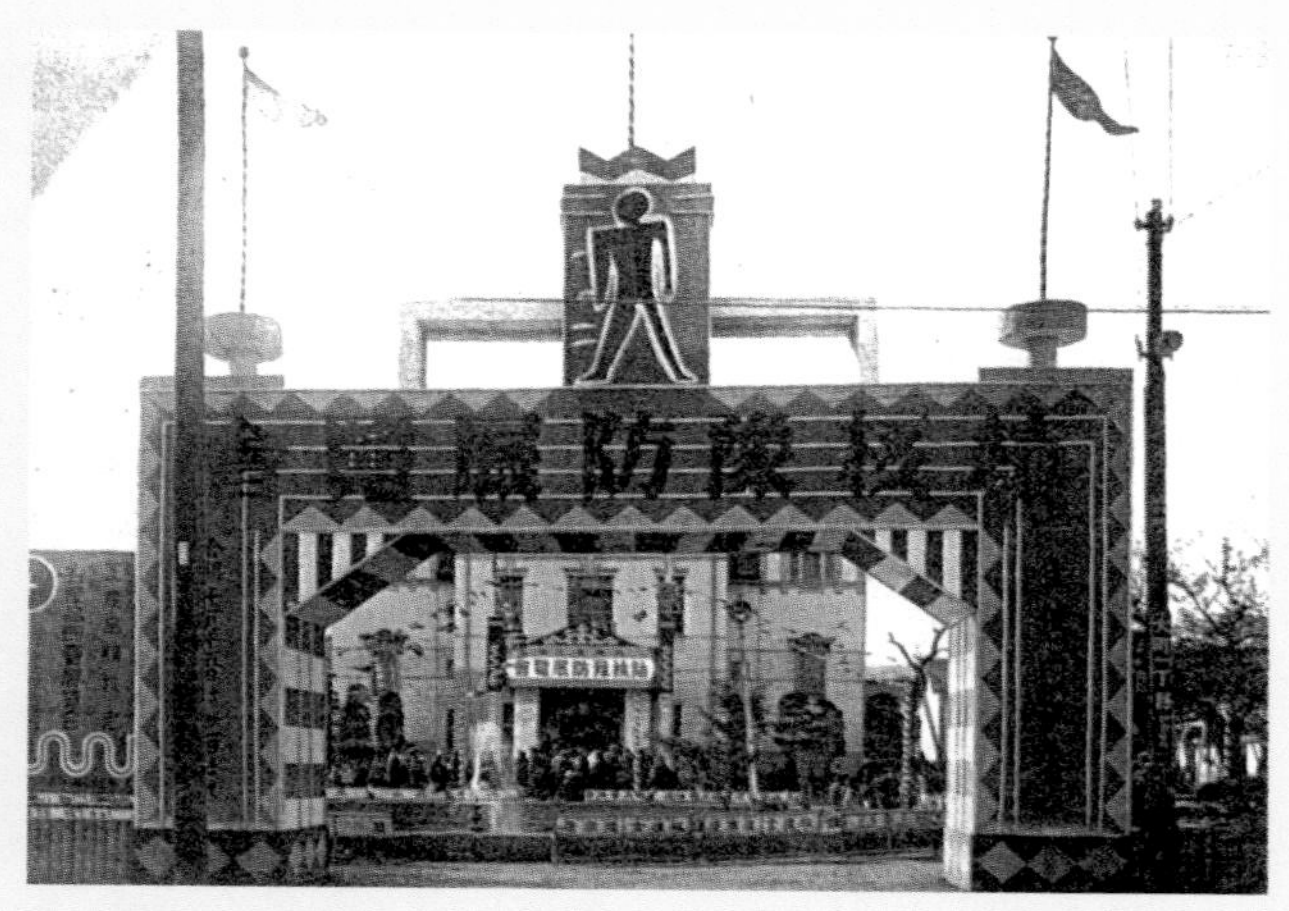

14. 結核予防展覧会の入口(内務省衛生局『結核予防国民運動振興記録』1937年).
結核が蔓延するにつれ大規模な結核予防展覧会が各地で開催された

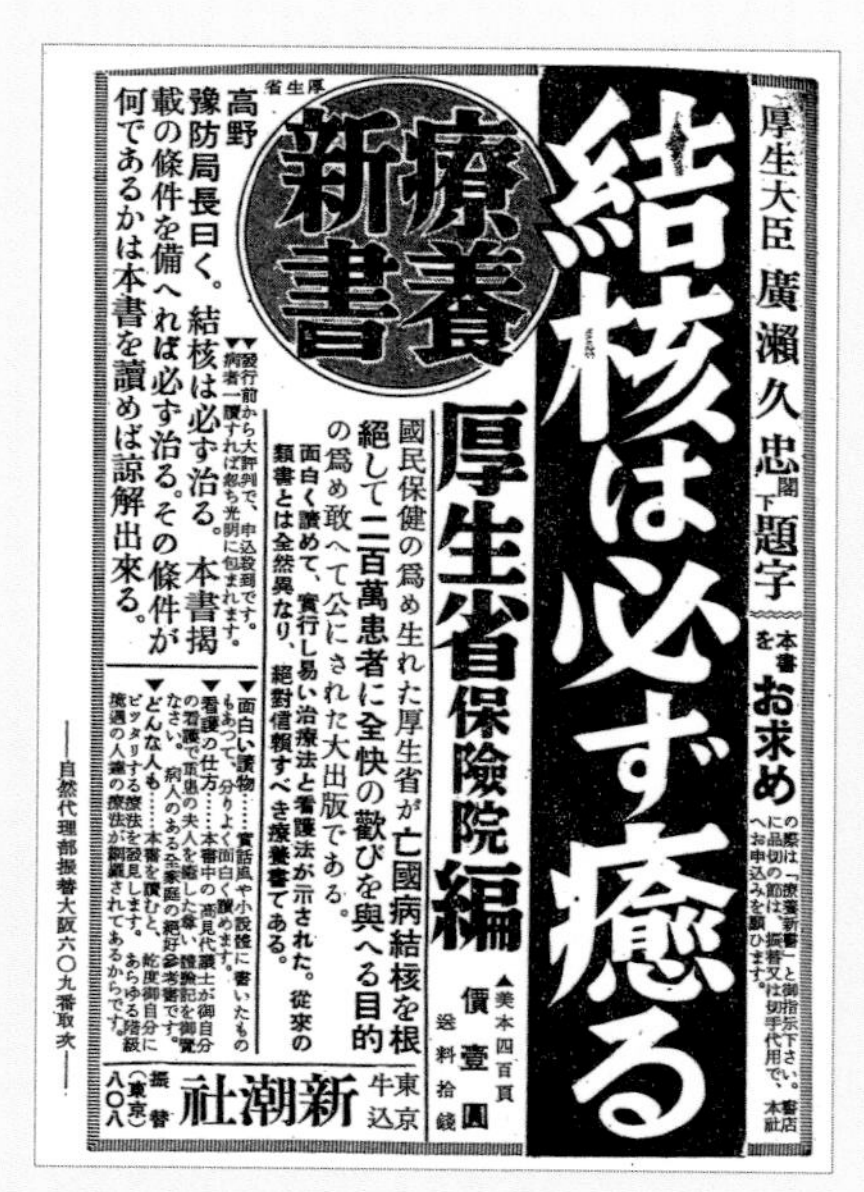

15. 厚生省保険院編『療養新書 結核は必ず癒る』広告
(『療養生活』1939年4月号).
タイトルや広告文とは裏腹に内容は客観性に欠けるものだった

結核がつくる物語

結核がつくる物語

感染と読者の近代

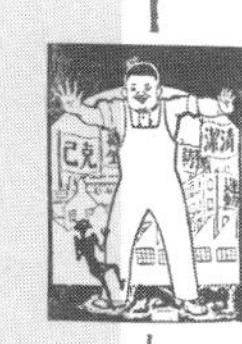

北川扶生子
FUKIKO KITAGAWA

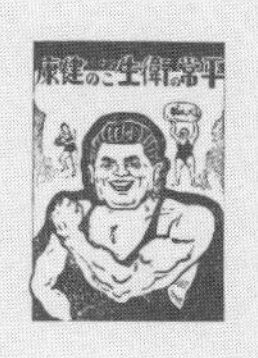

岩波書店

目次

序章　患者って誰のこと？……1
1　近代日本最大の感染症・結核　1
2　病気を書く、伝える、笑う　11
第1章　病気になるのは誰のせい？——国家と結核……17
1　環境要因説から体質遺伝説へ——優生学の台頭　18
2　自然淘汰としての結核　30
3　戦争とからだ——国家による身体の管理　35

第2章 空気が変わるとき――文化と結核……43

1 都市／地方イメージの変化 44

2 〈美人の基準〉の変化と健康のステイタス化 52

3 結核予防国民運動 58

第3章 患者は特別なひと？――文学と結核……65

1 愛と死をみつめて――闘病純愛もの 67

2 志なかばにして――立志青年の英雄的悲劇 73

3 貧困と「過激思想」――共産主義・無政府主義・テロ 78

4 ふだんは見えないものが――鋭敏な感受性のしるし 84

第4章 病むわたしの日常を綴る――書くことと結核……91

1 見ることの凄味――正岡子規の絶筆 92

2 日常の発見、地方の発見――写生文・日記文運動と投稿文化 102

3 座と笑い――俳諧精神の水脈 112

第5章 確かな情報はどこに?――患者とメディア……117
1 あふれるデマと建前 118
2 結核患者向け雑誌『療養生活』と自然療法 124
3 療養グッズ通販と患者の格差 128
第6章 「病いはわたしを鍛える」――患者と修養……133
1 サナトリウムと療養小屋 134
2 自然療法と信仰 141
3 修養主義の系譜 146
第7章 発信する、つながる、笑う――患者交流欄のしくみとはたらき……151
1 〈患者〉からの解放 152
2 苦難を交換する 163
3 笑いがつくりだすもの――露出とパフォーマンス 173

終章　わたしたちのからだは誰のものか……189

あとがき

参考文献

結核関連年表

索　引

凡例

i　雑誌掲載記事は初出に拠り、記事名を「　」、掲載誌紙名を『　』、発表年月等を（　）で示した。文学作品は個人全集・初版・初出を校合し、タイトルを『　』、発表年を（　）で示した。

ii　引用文は、誤字脱字を修正し、読みやすさを考えて以下の方針で校訂した。

- 旧字・旧仮名づかいは、現行の字体・仮名づかいに改める。
- 適宜カタカナをひらがなに改め、振り仮名を付加・削除し、句読点を補う。
- 圏点は適宜削除する。
- 送り仮名は原文通りとし、その過不足は振り仮名で処理する。

序章　患者って誰のこと？

1　近代日本最大の感染症・結核

感染する病気の特殊性

わたしたちは生きてゆくなかで様々な病気にかかる。風邪や頭痛といった日常的な不調から、死に至る重篤な病気まで。突然症状があらわれる急性のものから、長い年月にわたってつきあうことになる慢性のものまで。

いったん病気になれば、それまで営んできた日常は大きく変わり、できるかぎりからだを休めて治癒につとめざるを得ない。そのときにわたしたちのからだを襲う熱や痛みの感覚は、たとえ心から共感してくれる人がそばにいてくれたとしても、やはり徹底して個人のものだ。それゆえに、病いの体験は、本質的に孤独だ。

そして、その病気が他人に感染するものである場合、さらには死に至る可能性がある場合、患者は、それ以外の病気の場合とは、大きく異なる状況に置かれる。他の人への感染を予防するため、多くの場合、患者は隔離される。たとえ、日常生活を営むことができる病状であったとしても、様々な制限が課される。その隔離と制限は、社会や法が求めるものだ。この点で、「感染する重病」にかかる体験は、他の多くの病いとは、まったく違ったものになる。

江戸時代末期に外国との貿易が解禁されて以降、日本には諸国の船がやってきた。人とモノの行き来の増大によって、新しい感染症も持ち込まれた。開国に反対する根強い理由のひとつが、新しい病気の広がりだった。

なかでもコレラは、感染すると激しい下痢や脱水症状を起こして数日で死んでしまうため、非常に恐れられた。上水道が整備され、手を洗うという衛生の観念が日本に根づいたのは、コレラへの恐れが大きかった。

結核とは

コレラの大流行は、大正年間を最後に、それ以降は起こっていない。これに対し、結核は、統計をとり始めた一八九九(明治32)年から戦後の一九五〇年代まで、およそ半世紀にわたって、日本人の死亡原因の一―三位のいずれかを占め続けた。うち一九三五(昭和10)年から一九四三(昭和18)年までは、一九三九(昭和14)年を除いて第一位である(一九四四―四五年は統計がない)。

二〇二〇年現在、日本人の三大死因は、悪性新生物(がん)、心疾患、脳血管疾患である。これらの疾患に対する治療法の発展は、平均寿命にも大きな影響を与える。

今から七〇年ほど前の一九五〇年頃まで、日本人の平均寿命は、およそ五〇歳だった。「人生は五〇年」。それが、長い間当然のことだった。厚生労働省「簡易生命表」によれば、二〇一九年の日本人の平均寿命は、男性が八一・四一歳、女性が八七・四五歳で、いずれも過去最高を更新した。戦後、平均寿命が延びた大きな要因は、結核のワクチンが日本で普及したことにある。

結核は、結核菌への感染によって発症する感染症である。感染した人の咳やくしゃみ、唾や痰のなかに含まれる結核菌が、空気中などに広がり、それを吸い込んだり、また結核菌が付着したものに触れたりすることで、感染する。結核菌が肺に到達すると、肺細胞のなかで増殖し、血管やリンパ腺によって全身に運ばれる。結核菌は、細胞そのものを破壊してしまうきわめて強い力を持ち、多くは肺で発症するが、脊椎、腎臓、腸など、全身を侵し、何も治療しなければ死に至る。

ただし、結核菌に感染しても発症しないことも多い。WHO(世界保健機関)によれば、現在、世界の人口の三分の一が結核菌に感染しているという。菌の強さや繁殖の程度と、個人の免疫力によって、発症するかどうかが分かれる。結核菌が体内に潜伏しつづけ、他の病気などで免疫力が衰えたときに発症することも多い。

結核は、過去の病気と思われがちだ。しかし、現在でも年間一万八〇〇〇人程度が罹患し、約二〇〇〇人が命を落とす、日本の主要な感染症である。一九八〇年代以降は患者数が増加に転じており、薬に耐性を持つ結核菌も発見されている。依然として警戒が必要で、「再興感染症」とも呼ばれている。

これほど恐ろしい病気だが、感染してもはじめは倦怠感や咳など、風邪と似た症状しかあらわれないため、発見されにくい。現在では、ツベルクリン反応や胸部X線検査など、様々な検査方法が普及しているが、戦前期には喀血してはじめて結核と診断されることも珍しくなかった。さらには、結核と診断されても、病床数の慢性的な不足や患者の経済的な理由のために、病院に入れないことの方が多かった。その間、患者は自宅で療養しながら結核菌をまきちらすことになり、家族全員が感染・発症するといった例が後を絶たなかったのである。

近代最大の感染症

結核菌そのものは、エジプトのミイラからも発見されており、古くからある病気である。日本でも清少納言『枕草子』にすでに記述が見える。「労咳（ろうがい）」「労瘵（ろうさい）」などと呼ばれ、「胸の病い」として広く知られていた。

結核が爆発的に蔓延するのは、洋の東西を問わず、近代資本主義の時代である。劣悪な環境の工場などで長時間働き、十分な休養や栄養をとれない労働者たちの間で、感染が広がったのである。

日本では、製糸・紡績工場で働く女工(じょこう)たちが、数多く結核に侵された。明治時代の日本は、生糸を売って戦艦を買ったと言われる。製糸業は、外貨を稼げる貴重な輸出産業だった。そして、製糸・紡績工場で働いていたのは、一〇歳から二五歳くらいの若い女性や少女たちだった。

地方から出稼ぎにきていた女工たちを襲った結核は、彼女らの帰郷とともに、またたくまに全国に広がった。政府の対応はことごとく後手に回り、結果として結核は、「亡国病」と呼ばれるまでに日本を蝕んだのである。

ワクチンが日本で普及したのは、戦後六年たったあとの、一九五一(昭和26)年である。コッホが結核菌を発見して、結核が細菌によって感染する病気であることがわかったのが一八八二(明治15)年。つまり、感染する病気であることがわかってから、薬ができるまでのおよそ八〇年間、結核は「感染するが治療法はない死病」として恐れられたのである。これは日本の近代とほぼぴったり重なっている(**図1**)。

他の感染症と同じく、感染しても発症しなければ、自分が感染しているかどうかはわからない。結核による死亡者数は、一八九九(明治32)年に全国調査が開始されて以降、一九一八(大正7)年に、最初のピークを迎えている。このときの死亡者数は一四万七四七人。患者数は、少なく見積

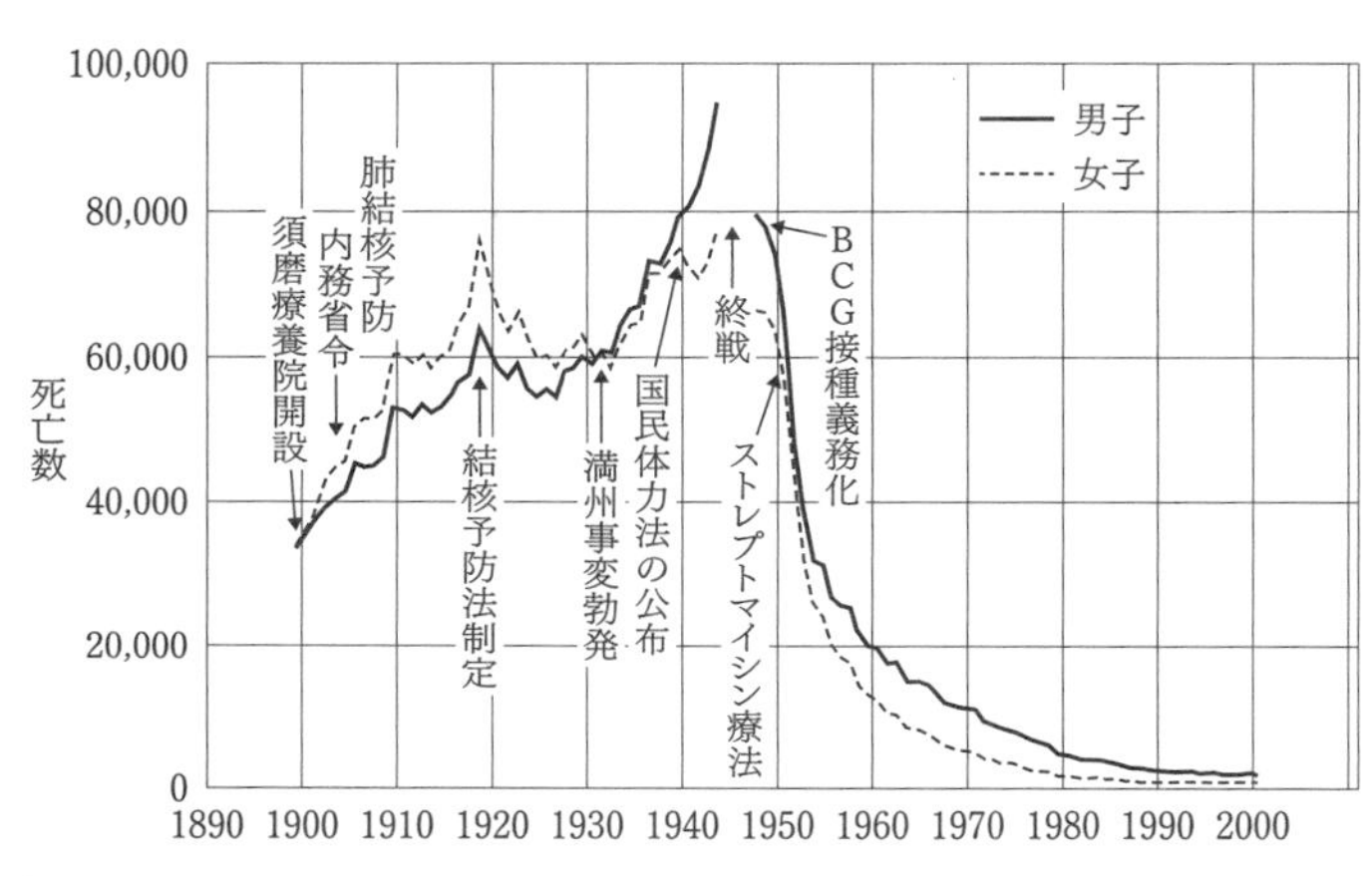

図1 結核による死亡数の年次推移(1899–2000年，日本)(池田一夫・灘岡陽子・倉科周介「人口動態統計からみた20世紀の結核対策」『東京都健康安全研究センター研究年報』第54号，2003年をもとに作図)

もっても死亡者の一〇倍はいたと考えられるので、およそ一四〇万人。当時の人口を六〇〇〇万人とすると、実に四〇人にひとり、あるいはそれ以上が結核を発症していたのである。感染率の推定は難しいが、結核に感染しているかどうかがわかるとされたツベルクリン反応の国内外の結果については、陽性反応が「二十歳以上ハ殆ド全部ニ現ル」(草野春平「就学児童ニ試行セルピルケ氏反応ニ就テ」『岡山医学会雑誌』一九一二年、二四巻二六四号)などと報告されている。

後手に回る政府の対応と政策の不備

結核の蔓延を招いた要因のひとつは、政策の不備である。一九〇三(明治36)年、農商務省の調査報告書『職工事情』は、勃興期にある日本の資本主義を支える工場労働者が、いかに劣悪な環境で働いているか、つぶさに報告していた。一九一四(大正3)年には、現状に危機感を抱いた農商務省の青年官僚・石原修が、全国の工場をまわって紡績女工たちの労働環境を調査し、『衛生学上ヨリ見タル女工之現況』(国家医学会)をあらわし、事態の深刻さを告発している。

ここに描かれる女工の生活は、現代からは信じがたいものだ。多くの紡績工場では、一〇歳未満の子供を、徹夜で働かせている。食事は麦飯、みそ汁が一日三回で、一日一四時間から一六時間働き、食事は立ったままになることもあった。布団はふたりで一組を昼夜で使いまわすので、都合四人に一組しかない。寄宿舎はずっと夜の状態に置かれるので、布団の日光消毒・乾燥などは望めない。

多くの場合賃金は親に前払いされているので、簡単には辞められない。しかし、過酷な労働のために逃亡を企てる者が後を絶たず、「寄宿舎」には外から鍵がかけられ、逃亡した者には厳しい制裁が行われたという。児童労働を禁じる法律がなく、困窮する者を支える福祉制度もほぼ機能していなかったこの時代、結核は恐ろしい勢いで彼女らの間に蔓延した。

多くの女工は一年以上働き続けることができず、工場では九割以上の者が毎年入れ替わっていた。病んで帰郷したり、あるいは逃亡したまま帰郷せず、都市労働者になったりした。石原修は、気の利いたものは酌婦に、それ以外は私娼になったのでは、と推測している。

女工は農村から様々な甘言を弄して集められていたが、結核を病んで村に戻り、周囲を感染させると、娘を紡績工場に行かせてはならないと村の人々が気づく。すると、その村からは新規に募集できなくなる。そのため募集担当者は、まだ情報のいきわたらない新規の村を、毎年開拓していたという。石原は、このようなことを続けていれば、日本の工業はいずれ労働者を失うのみならず、国家の危機を招くことになると警鐘を鳴らした。工業は白昼人を殺しているのだ、と。

陸軍病院にて
○○陸軍病院在院中に昭和十四年初秋に撮りました、散歩を許された喜に……。
北海道　落葉松

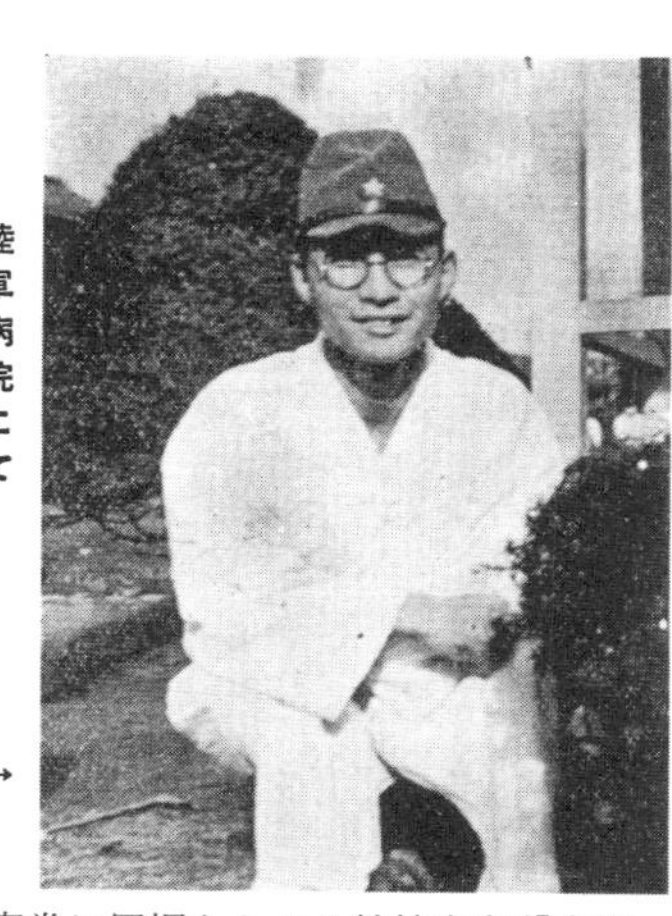

図2　寝巻に軍帽をかぶる結核患者(『療養生活』1940年6月号)

こうした様々な調査の結果、「工場法」が立案された。働く人の環境を守る、日本ではじめての労働法である。しかし「工場法」は、およそ三〇年間にわたって国会で否決され続けた。工場を経営する資本家の反対のためである。当時は、高額納税者しか投票できなかったので、国会は資本家の利益を代弁する機関だった。

この間、結核は蔓延しつづける。一九一九(大正8)年になってようやく「結核予防法」が公布されるが、時代は世界恐慌を経てどん底の不況が続き、やがて軍国主義の時代に突入する。出征して兵士となったものの、結核で送還され療養し、治りきらないうちに、また兵士として戦場に

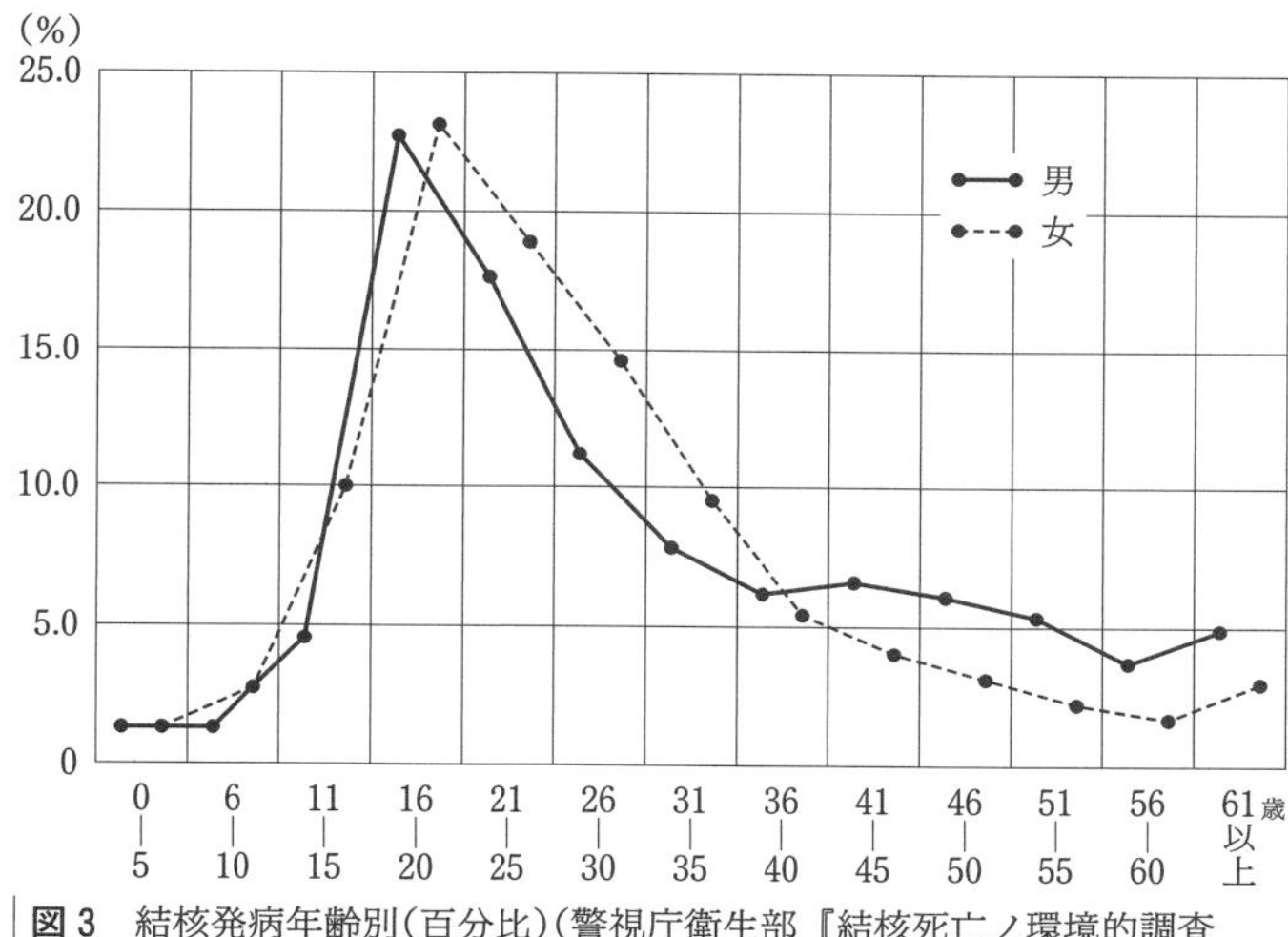

図3　結核発病年齢別(百分比)(警視庁衛生部『結核死亡ノ環境的調査　第一回』をもとに作図)

向かった者までがいたのである(**図2**)。

罹患の実態

警視庁衛生部は、『結核予防事業ノ実際的考察』(一九三六)で、各国・各社会階層・地域ごとの結核罹患状況を調査した。続いて、患者の生活環境について、『結核死亡ノ環境的調査　第一回』(一九三八)で詳細な調査を行った。この調査は一九三〇(昭和5)年六月から一九三五(昭和10)年五月における、旧東京市全域と隣接五郡(いわゆる「大東京市」、ほぼ現在の東京二三区に相当)における肺結核死亡者を対象としている。

これらの調査報告書によれば、結核を発病するのは若い世代に多く、一六歳から三〇歳までが五割を占めている(**図3**)。死亡年齢は、一六歳から二〇歳がおよそ二割を占め、次いで二一歳から二五歳も二

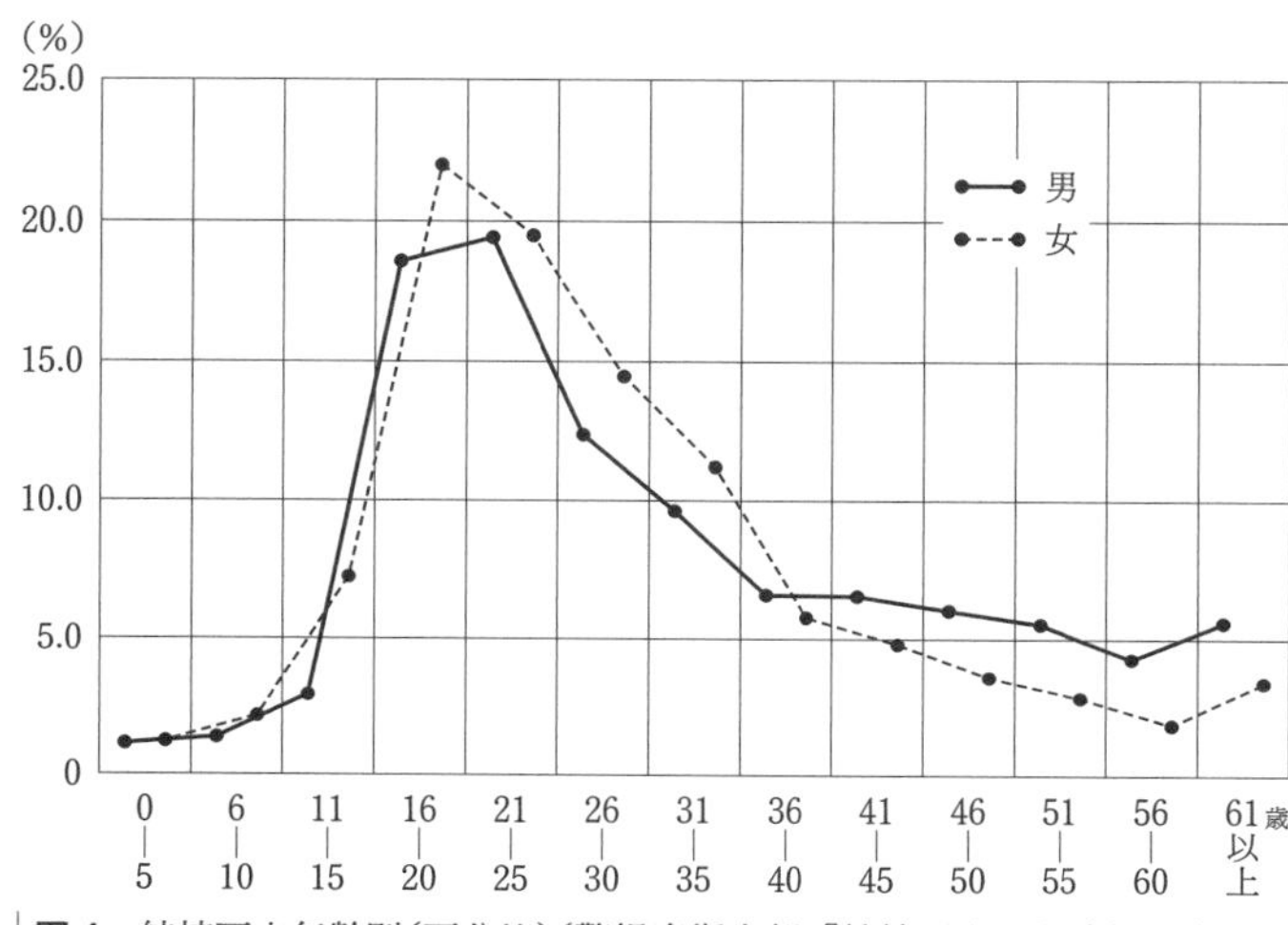

図4　結核死亡年齢別（百分比）（警視庁衛生部『結核死亡ノ環境的調査第一回』をもとに作図）

割、二六歳から三〇歳が一・五割と続き、一六歳から三〇歳で全体の半分以上を占める。結核が〈若者の感染症〉であったことがわかる（**図4**）。そして、発病してから一年以内に、六割から七割の人が亡くなっている。

調査項目は、発病や死亡の年齢、性別、家族間感染の状況にはじまり、食器や寝具の消毒がなされているか、痰が適切に処理されているか、家屋の畳数や窓の数・方向・広さに至るまで、詳細にわたる。結核を発病する者の家屋は、ひとりあたりのスペースが狭く、窓も少ない。結核は貧困の病いでもあることが、一九三八（昭和13）年になってようやく、データとともに示されたのである。

職業別死亡率では、「物品販売業」「記者及芸術家其他ノ自由業」および「無職」が高い。ただし、この「記者及芸術家其他ノ自由業」における有業女性の四分の一が「芸娼妓酌婦女給」である。また、「無職」の約半数が学生・生徒・児童である。

ワクチンが開発されるまで感染を予防する方法はなく、薬もなかった。そのため、治療といっても栄養を十分にとって安静にする、といったことしかなかった。結核専門の私立療養所であるサナトリウムは高額で庶民には手が届かず、相次いで設立された公立療養所も、ベッド数は圧倒的に不足していた。多くの患者たちは、自宅で、また野外の小屋や洞穴などに寝床を設け、そこに横たわって過ごしたのである(**図5**)。民間療法や信仰にすがるしかない者も珍しくはなく、「石油を飲めば治る」といったデマも流行した。重篤な症状があらわれて、あるいは瀕死になってはじめて医者を呼ぶ者も少なくなく、報告者をして「悲惨ノ程想察ニ余リアリ」「惻隠ノ情禁ズル能ワザルモノアリ」と嘆かせている。

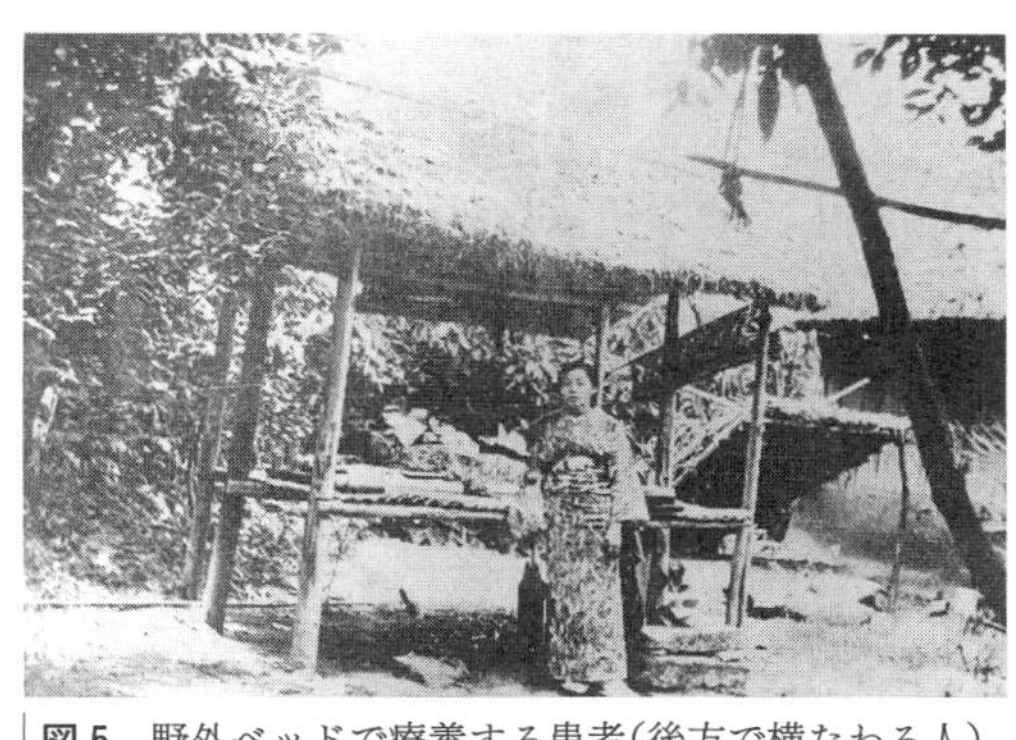
図5 野外ベッドで療養する患者(後方で横たわる人)(『療養生活』1925年9月号)

2 病気を書く、伝える、笑う

恐怖が文化を変える

感染する病気は、人々にとって脅威となる。自分も感染するかもしれないという恐怖のために、結核はしばしば、実際以上に恐ろしいもののように想像された。その恐怖は、わたしたちの文化も大きく変えた。メディアは結核の危険性を叫び、「亡国病」と呼んだ。大規模な結核予防・撲滅キャンペーンが実施され、結核がいかに国家に損害を与えているかが強調された(**口絵4・5**)。健康であることは国民の義務になっていった(**口絵6〜10**)。医学の分野では、発病の要因は環境よりも本人の体質や血統によるという考えが浸透していった。それはやがて、「劣った遺伝子」を次の世代に伝えないための、断種や産児制限の提案に結びついた。

感染を恐れる人々は、それまでの文化をまったく違ったまなざしで見るようになった。空気の汚染への警戒意識が高まり、電車、百貨店、映画館、高層ビルなど、人が密集して換気の悪い場所を避ける意識が高まる(**口絵2**)。明治時代以来の、都市は文明の先端の地であり、地方は文化的に遅れた地というイメージは反転する。

文学に目を転じれば、結核が物語の核となる作品は数多く生み出され、「結核にならなければ文学はわからない」という文学観すら浸透した。

このような状況のなかで、患者自身は、どんな環境に置かれたのだろうか。結核をめぐるこのような声を、患者たちはどう聞いていたのだろうか。

患者はつくられる

結核に関する資料は膨大にあるが、それらに共通する特徴は、患者自身の声が聞こえない、ということだ。工場労働者がいかに劣悪な状況に置かれているかに関する官僚の報告は、いくつも積み重ねられた。経済的利害が、政策決定において重視されたことも明白だ。また、結核患者をどう扱うべきかをめぐる医学的・道徳的言説は、結核の広まりとともに、一般雑誌にもあふれてゆく。

そもそも先に述べたように、結核菌に感染しても発症しなければ、感染したこと自体がわからない。相当に感染が進行し、特徴的な症状があらわれてはじめて、結核への感染を疑い、診断に至るのである。この意味で、結核患者とそうでないものの境界線は段階的なもので、明確な線引きは難しい。医学の体系から下された診断が、患者を誕生させるといってもいい。

しかし、医学だけではなく、政策や文化、文学の分野においても、結核を病んだ者は、健康なものとは明確に違う、というまなざしが一貫して見られる。医学が患者を誕生させ、政策が彼らの扱いを決め、文化や文学がそのイメージを広めた、とおおづかみに言えるだろう。

患者の物語を聴く

しかし、当の患者自身は、自分がかかっている病気をめぐるおびただしい声に囲まれて、その大合唱をどう聞いていたのだろうか。そのなかで、どう生きのびたのだろうか。

彼らは決して沈黙していたわけではなかった。本書では、結核患者自身の声を、患者向け雑誌の投稿から発掘し、彼らの営みの意味を再評価したい。結核患者はあまりに多かったので、患者向けの雑誌も存在したのである。

患者の言葉は、政治や医学、文化や文学における結核イメージとは大きく異なっている。患者たちは、彼らだけの場所を雑誌の一隅につくりだし、そこでさかんにコミュニケーションを行っていた。そこには暗黙のルールがあり、独自の秩序があった。

もっとも重要なのは、彼らはそこで、〈患者〉であることから解放された、という点だ。結核患者向け雑誌の投稿欄を見ると、ナルシストがいたり、お調子者がいたり、学級委員長タイプがいたり、〈患者〉とひとくくりにすることはできない、多様な個性が花開いている。

次に重要なのは、彼らがそこで、自分と同じ状況にいる者と、自分をめぐる物語を、たとえ断片的なかたちでも交換することができた、ということだ。慢性の病気にかかった患者の語りの重要性を指摘したアーサー・クラインマンは、治療者が「共感を持って患者の物語制作を助けること」が大切だと述べている(『病いの語り』)。このような治療者に出会わなかった結核患者たちは、互いに物語を共有できる場所を、自分たちでつくりだした。

日本の経済状況が悪化し、軍国主義の時代がやってくると、「病気になるのは本人のせい」という考え方が浸透する。それは、「民族の遺伝子の向上」を目指す優生思想と結びついて、患者を抑圧し、その権利を奪った。

こうした状況を考えるとき、たとえ専門雑誌の一隅ではあっても、患者自身がいくばくかの本音を交換できる場所を築いていたことの意味は大きい。彼らはこの小さな場所で、ひととき患者であることから解放され、自分をめぐる物語をつくりだし、編みなおし、同じ立場を生きる顔の見えない人たちと、その物語を交換した。

そして、非常に興味深いのは、ここでは「笑うこと」が基本ルールだったことだ。「いっしょに笑う場所」を、名もない患者たちが、誰に導かれたわけでもなく自発的につくりだし、それは長く維持されたのである。

思想統制から戦争に至る厳しい時代のなかで、結核患者たちは何を思い、どんな言葉を残したのだろうか。わたしたちは今、彼らの言葉から何を学ぶことができるだろうか。結核が国や文化や文学をどう変えたか、患者たちはどのような状況のなかで療養をしていたかを瞥見し、患者の営みの意味を考えてみたい。

第1章

病気になるのは誰のせい?
——国家と結核

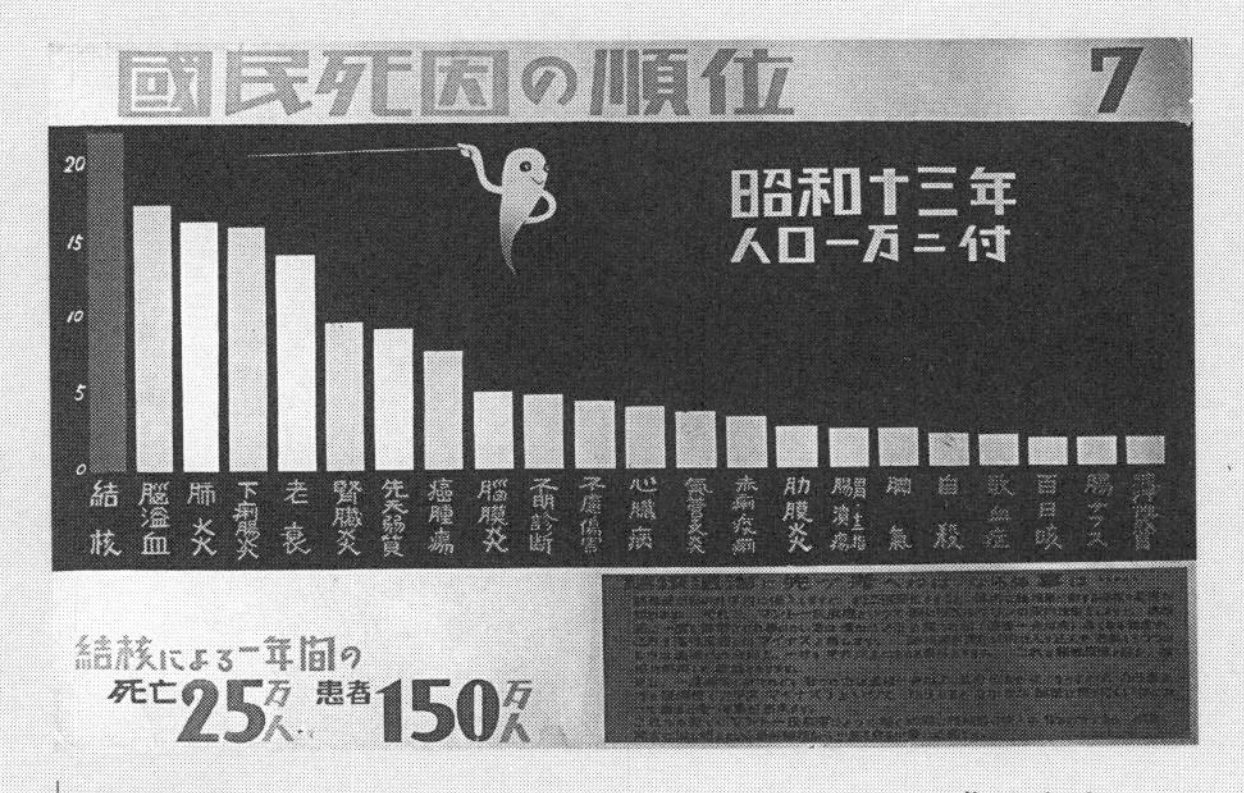

結核予防キャンペーンのポスター．キャラクター化された「飛沫」が死因を解説する（結核予防会結核研究所図書室蔵）

1　環境要因説から体質遺伝説へ――優生学の台頭

結核の流行期は日本の戦前期とほぼ重なっているが、死亡者数の推移によってふたつの時期に分けて把握することができる。ひとつめは、第一回目のピークである一九一六—一八(大正5-7)年頃を中心とする時期。ふたつめは第二回目のピークである一九四三—四五(昭和18-20)年に至る時期である(6ページ、**図1**)。

第一回目のピークを経て、一九一九(大正8)年には結核予防法が制定されるが、大正年間に入ると、結核は患者だけではなく社会全体の問題であるとする意識が高まった。そして、結核を予防するためにはどうすればよいのかという議論が、様々な新聞や雑誌などでさかんに繰り広げられた。

実は、結核蔓延の原因を何に求めるかは、時代とともに移り変わってゆく。おおづかみに言うと、「なぜ結核になるか」に関する議論は、「国家の役割とは何か」という議論と、連動したのである。そして、国家が国民の健康を維持する役割を負うという考え方においては、「結核の蔓延理由は劣悪な環境にある」ので、それを国の力で変えるべき、という論調が目立つ。しかし、国家主義から軍国主義へと日本が進んでいくと、「病気の原因は個人の体質や遺伝にある」のだ、という考え方が浸透してゆくのである。具体的に見ていこう。

環境要因説

大正期を代表する総合雑誌『改造』の一九二七(昭和2)年九月号は、「肺結核全日本を包囲す」という特集を組み、医学博士、結核療養所長、労働科学研究所長、作家、政治家などの論考を掲載している。この時期の結核に対する見方がよくあらわれているので、どのような議論があったのか、この特集号から窺ってみたい。論者によって立場に相違はあるが、中核にあるのは、環境を変えることで発病者を減らすという発想である。

たとえば、東京市療養所長・田澤鐐二(たざわりょうじ)は、感染と発病について次のように述べる。

> 結核の感染と発病の関係に就(つい)て考えますと、結核に感染すると云(い)うのは都会などでは殆ど総ての人間が感染するのでありまして、其(その)後抵抗力が病毒より弱いか強いかに随(したがっ)て、或(あるい)は発病したり或は発病しなかったりするのであります、[…]
>
> (「肺結核の予防」)

結核に感染しても発病しないことが重要であり、そのためには国家的・社会的な制度・施設のあり方に配慮する必要がある、と田澤は指摘する。そして、たとえば東京における建築物の高層化に伴う高い人口密度や公園の不足は、将来の市民の健康を著しく損なう恐れがあると警告している。

また、医学博士・近藤乾郎も、「結核にのみかかりやすい体質」があるとは認めがたい、と述べている。

> 両親若しくは其一方に結核があっても、其の子供が丈夫に出産し成長する程度であれば、其子供は普通の子供と異ることなく、むしろ結核に対して一程度のかかり難き免疫質を有して居る理由である。いずれにしても生まれ乍らにして結核にのみかかりやすいと云う人が有ると云う理由は今日の学問上認める事は出来ないのであるから、たとえ両親や親戚に結核があっても、本人さえ健康であれば、結婚其他に就いて少しも差支ないのである。
>
> （「肺結核は癒る、其療法と根本問題」、傍点原文）

そして、発病は心身の過労によるので、「試験地獄、不節制、心配、過度の運動、婦人にあっては妊娠分娩家庭の不和等」で「潜伏し居る結核を発病せぬようにすること」が肝要であると説く。そのうえで近藤は、次のように結論づける。

結核問題の根本問題である生活の安定向上[…]明日のパンにも差支えると云うような状態に国民の大多数を置いて結核の予防撲滅を如何に叫んで見たところが効果の挙(あが)らぬのは当然である。（同前）

結核予防・撲滅には、政府が国民生活の向上に尽力するしか根本的解決法はないのだ、と近藤は述べる。そして、国家予算の「濫費を改め国費の大節約を行い、減税公債の償還等に依り民力休養を企て真に生産の発展を助長」することを提案する。

ちなみに、この年の国家財政に占める軍事費の割合は、二八・一％。その後急激に高くなり、日中戦争が始まった一九三七(昭和12)年には五割を突破。終戦間際の一九四四(昭和19)年には、八五・三％に至っている。

ただし近藤の発言は、ヒューマニズムからのものではない。彼は、英米国民は「「早く結核を退治した国が他の民族を圧する」を信条にしている」と言う。結核政策の成否が、その後の国力を決めるという認識から、危機感を持っているのである。

労働科学の創始者で、このとき労働科学研究所長を務めていた暉峻義等(てるおかぎとう)は、「環境要因説」を一歩進めて、結核は階級の問題であると述べている。

今日吾々の社会的疾患であると唱えているもの——花柳病［筆者注—性病］、結核、アルコール中毒——がいかに下層無産者階級にはびこっているか［…］［東京・三河島の］労働者の結核罹病率は随分高率を示しているのみならず、労働者の子女の結核罹病率が驚くべき高率を以て示されつつあるとのことである。（「疾病及その救治の経済的制約——労働者と肺結核について」）

そして、結核予防における環境要因の重要性を次のように述べる。

私はこれらの多数の事実から、ある人間の有っている環境の影響が、いかにこの極端に於ける社会階級に強く現われているものであるか、また両親のさらされねばならなかった社会生活の諸条件が、いかにその子女の上に影響し得るものであるか［…］ここに疾病の階級制があり、その経済的原因が横わっている。（同前、傍点筆者）

結核は、性病やアルコール依存症と同じく「下層無産者階級」に蔓延しており、それは世代を超えて再生産されていると暉峻は指摘し、「疾病の階級制」と名づけている。

さらにキリスト教社会主義者の安部磯雄も、環境を重視した意見を述べている。施設や健康保険といった社会的制度の整備によって、結核は撲滅できる、と主張するのである。

コレラやペストに悩まされるということは文明国の大なる恥辱とまで言われて居る。然し不幸にして我国は此等の伝染病を全滅せしむるどころか、常に此等のために悩まされて居るという状態である。極言すれば我国は殆んど凡ゆる種類の伝染病を背負込んで居るという有様ではないか。肺病［筆者注—戦前期における肺結核の呼び方のひとつ］や性病の蔓延に対しては唯茫然として其為すところを知らぬという情態である。

（「社会問題としての肺病撲滅策」）

表1　各国の結核死亡率*

国　名	年次	死亡率	年次	死亡率
デンマーク	1890	30.3	1929	7.4
アメリカ	1900	20.1	1929	7.5
ドイツ	1905	20.4	1929	8.7
オランダ	1892	25.0	1929	8.7
ベルギー	1890	23.0	1928	9.2
イングランドおよびウェールズ	1890	25.6	1929	9.3
スコットランド	1890	25.7	1929	9.4
スイス	1890	30.8	1930	12.6
スウェーデン	1890	29.5	1929	13.1
イタリア	1895	29.0	1927	14.3
ノルウェー	1891	28.0	1928	15.7
フランス	1894	36.0	1928	16.7
チェコスロバキア	1912	32.0	1929	17.9
日本	1899	15.3	1930	18.7

＊ 人口1万対
警視庁衛生部編『結核予防事業ノ実際的考察』(1936年)より．一部表記を改めた箇所がある

欧米諸国においても、産業の発展とともに結核が蔓延したが、二〇世紀初頭にはおおむね鎮静化しつつあったことが、安部の主張の背景にはある(**表1**)。そして、ドイツ

が「肺病の撲滅」に成功したのは、国民性もさることながら、その「労働保険法」にあるのだと彼は述べ、その施策を詳しく紹介する。

先ず全国を通じて七百七十七ヶ所の無料診察所を設けた。[…]第二に設けられたのは山林休息所であった。これは都会から程遠からぬ所に在る休息所で、初期の肺病患者は毎日弁当持参で此所(ここ)に来(きた)り、午前七時頃から午後七時頃まで暮すことになって居る。[…]第三は七十四個の肺病々院を建設したことである。（同前）

安部は、こうした施策が、結局のところ健康保険制度の支出の節約になるとわかれば、「政府は断じてこれを実行するに相違ない」と希望を持つ。

そのうえで、「私は肺病の根本解決が健康保険完成の暁に実行されることを信ずる」との展望を示す。が、とにかくできるところからやるべきで、たとえば学校教師に結核が多いのを野放しにせず恩給を与えればよい、との提案もしている。恩給とは、一定期間勤めた公務員や軍人などに、国が支給する年金や一時金のことである。

工場労働者等を対象にした健康保険法は一九二七(昭和2)年に施行され、一九三八(昭和13)年には、農民や自営業者を対象にした国民健康保険法が公布される。しかし、任意加入であったり、支給期間が短かったりして、長期間にわたる療養を必要とする結核には、実質的な効果を持たなかった。

以上のように、大正時代末頃から昭和のはじめにかけての時期には、国民の生活環境を向上させることで結核を撲滅し予防しようという考え方が、医師から学者、政治家に至るまで、広く見られる。

しかし、その後日本が世界恐慌を経て軍国主義に突き進んでいくにつれ、こうした論調は姿を消す。代わって登場するのは、結核になる体質というものがあり、それは遺伝によって決まるのだ、という「体質遺伝説」であり、「民族の遺伝子の向上」を目指す優生学の台頭であった。

体質遺伝説

結核の要因を体質に帰す言説は、昭和初年の医学者の文章にすでにみられる。医学博士・鎮目専之助は、万全の治療を施し、最良の環境で看病しても亡くなる子供がいるが、それは体質によると述べ、次のように続ける。

> この体質の改善と云うことは、既に出来てしまったものは容易でなく、寧ろ不可能と云ってもよい位[…]それで体質の改善は結局優生学の問題となり、初めから弱い体質のものが出来

ないように、注意する外(ほか)はないことになります。

(「子孫の体質を弱くする病気」、『白十字』一九二九・二)

そして、どのような母親が弱い体質の子供を産むかという問題に議論を進め、次のように述べる。

健康な子供の生れる条件としては、先ず両親が健康で双方とも年も取らず若過ぎもしないと云うことが必要で、痩型の柳腰と云ったような弱々しい美人型の母親からは、丈夫な子は生れないのであります。[…]東京のような大都会に両親とも三代住むと、健康な子孫は出来ないと申します。

(同前)

この他、病気にかかりやすい虚弱児童が生まれる原因は親の健康状態にあるとし、親の健康を損なうものは「梅毒と結核が主なるもので、その他酒毒或は含鉛白粉(おしろい)の害毒などがあります」と述べる。

病気になる原因として、体質を重視するこのような言説は、次第により広い範囲に力をふるいはじめる。より多くの病気について、より多くの身体的特徴について、より通俗的な読者に向けて。その背景には、優生思想の浸透がある(**図6**)。

医学博士・平井文雄は、「青年病「結核」」(『婦人之友』一九二七・九)で、結核は遺伝しないが、結核になりやすい体質は遺伝すると述べる。

> 唯ここに体質、素因と申すことがあります。兎角結核の家庭から所謂結核性の体質をもった子供が生れる。大きくなりましても顔色が悪い。頸が細くて長い、痩せている、胸幅が狭い、まつ毛が長いというようなのが結核性の体質です。

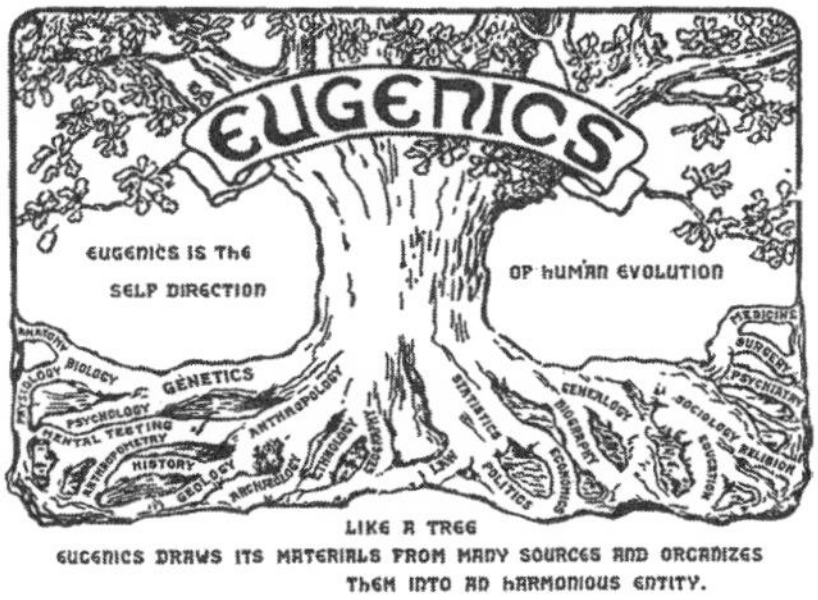

図 6　第 2 回国際優生学会のロゴ．生物学，遺伝学，心理学，社会学，政治学，経済学，歴史学など，諸学を源泉としつつそれらを統合して伸張する樹木として優生学が表現されている

平井はこのように、「結核性の体質」の特徴を具体的に列挙してみせるのである。

『婦女新聞』一九二〇(昭和45)年二月一五日号の「優生学問答」では、「肺病は遺伝しますか」という質問に、市川源三が答えている。

> 事実は、肺病の母に肺病の子供が多い。之は何故かと申せば、羅病し易い体質を遺伝して生れるからで[…]一家の祖父なり祖母なりが此の病で斃れ、その子や孫

其の一門に散布しているというが如き事実は、多数の学者によって示されて居りますが、然しこれは肺病其者が遺伝したのでなく、羅病し易き体質が遺伝して、遂に一門全体が病魔に襲われるのです。

市川は、東京府立第一女学校の校長を長く務めて女子教育の先覚者と仰がれ、のちに大日本優生会を設立する人物である。

彼は、結核に感染するのは生活をともにしているからではなく、結核に「羅病し易き体質が遺伝」して「一門全体が病魔に襲われる」のだという。病気になる原因を「家」や「血統」に帰すこのようなレトリックは、落語や講談から大衆文学・芸能に至る広い領域と共通する通俗性を持っていた。そのため、すみやかに浸透していったと思われる。

さらに、結核と「精神異常」を関連づける論考も、専門誌に掲載されている。東京帝国大学・名古屋大学等の教授を歴任した、精神科医の杉田直樹は、「由来無政府主義又は虚無主義等に溺れる人達の間に結核病者が多いという事は総ての観察者の説の一致する所であった」と断定し、結核患者が「主義」に近づく心の動きを以下のように描き出す。

［…］どうかして生きたい。生命に生きる能わずば、せめて名に生きたい。美名に生きる能わ

ずば、せめて悪名にでも生きたい。病の前途を思えば自我心が勃然と起って来るが、身の現状を顧みる時、徒（いたず）らに感傷的となってただむしょうやたらに、もがき抜きたい捨鉢（すてばち）な気分にもなる。

（「通俗講話　結核と精神異常」、『白十字』一九二八・六）

そして、「結核菌毒素が脳の神経細胞を刺激し、且（かつ）麻痺せしむる中毒性の現象として、その初期（肺腺加答児（カタル）期）には誰しも知る如く、不眠、頭痛、注意散乱、疲労性亢進、悲観性抑鬱等の神経衰弱様の症候を起す」とし、

［…］結核は社会の如何なる方面に多く分布しているかというに一番多いのは知識階級者特にその中でも運動と日光と空気の不足し勝（がち）な教師、文筆者、銀行会社員等の間で［…］神経変質者もまた知識階級の間に一番多い。生活に恵まれず、不平を懐（いだ）く者もまたこの階級に比較的多い。

（同前）

と述べる。杉田はこのように、特定の職業や思想と結核とを、きわめて単純に結びつけるのである。

たとえば、百貨店などの高層建築や学校における換気については、一九三六（昭和11）年の警視

庁衛生部の報告書『結核予防事業ノ実際的考察』でも調査項目にあげられており、改善が必要との意識があった。また、これらの報告書によれば、地方に比べて都市部で、結核死亡者は多かった。しかし、ある政治思想や社会集団と病気とを、恣意的に関連づける態度がここに見られることには、注意が必要だ。

2 自然淘汰としての結核

軍国主義と結核

こうした言説は、一九三一(昭和6)年の満州事変を経て国内が軍国主義に染め上げられてゆくにつれ、さらに広い範囲に無制限に、何ら検証されることなく、適用されてゆく。たとえば、有名な結核療養所である南湖院長の高田畊安(たかたこうあん)は、次のように述べる。

> 結核桿菌とデモクラシー思想が人類に広く蔓延せる事は周知の事実であって、我が主神の悦びたまわざる所、而して我等日本人は之を駆除するの大使命を有すると信ずる。
>
> (「結核とデモクラシーの防遏(ぼうあつ)について」、『文藝春秋』一九三八・一二)

また、陸軍軍医少佐・中村喜重は、中国戦線で、中国の民衆に日本の正しさをいかに宣伝し、彼らの怒りを抑え、病気を防いだかを説明する。彼はまず、土地の顔役に、自分たちは蔣介石と戦っているのであって中国の民衆を苦しめるつもりはない、新しい中国建設のために健康は大切なので病気の者は治療する、と宣伝させたという。そして、

防疫と宣撫（せんぶ）［筆者注―占領地で占領方針を知らせて人心を安定させること］／支那の民衆に最も多い病気は結核です。次に皮膚病（疥癬（かいせん）［伝染性の皮膚病］）それからトラホーム［伝染性の慢性結膜炎］、性病という順です。それらに対して救いの手を延ばしてやります。そして治療を受けた帰りには多少の食物でもやるというようにして、我が軍になつかせたのです。

（「陣中感話・衛生部隊の活躍」、『キング』一九四〇・四）

と、誇らしげに述べている。

これらの言説においては、結核が、デモクラシーや中国の人々と結びつけられている。ある政治思想や他国の人々を排除するこうした言説から立ち上がるのは、「すぐれた民族たる日本人」であり、国家と民族の結びつきや、自国・自民族の優越を疑わない「愛国主義」である。

「結核は劣弱者を一掃する」

こうした言説の果てに、「淘汰」という発想が生まれる。弱い体質のものを淘汰し、民族をより優秀なものするのが病気の役割だ、というのである。

医学者・生理学者で、東京帝国大学医科大学教授を務めた永井潜(ながいひそむ)は、次のように述べる。

実際又筋骨が薄弱で、身長の割合に胸囲が狭く、皮膚は軟弱で、頭髪が密生し、生毛が多く、一般に細長型若(も)しくは無力型と呼ばれる一種の体質を具(そな)うる人があって、其の人々は屢々(しばしば)結核に罹るのである。(「民族衛生学より見たる結核、性病及び精神病」、『社会事業』一九三三・二)

永井はこのように、特定の身体的特徴と結核を結びつける。そのうえで、人種や民族と結核の関係を、次のように整理してみせる。

又人種によって大に結核に罹る率が異なるもので、猶太人(ユダヤ)は、他の民族に比して、結核に罹ることが非常に少ない。[…]恐らく猶太人は、土地の所有が禁止され、長い期間を通じて都市生活をなすべく余儀なくされた結果、屢々結核に感染すべき機会が与えられ、為に体質薄弱である者は、夙(つと)に結核に罹って絶滅せられ、之に対して、抵抗力のある者のみが生きなが

らえて、其の良い体質を子孫に遺伝したものと見るべきであろう。（同前）

そして、何ら根拠を示さずに、「亜剌比亜人や黒人」には結核感染者が多いが、それは「未だ結核による体質的淘汰作用が出来上って居ないからなのである」と説明する。そのうえで、「民族に対する結核の淘汰的価値」を次のようにまとめる。

最後に一言したいのは、民族に対する結核の淘汰的価値の問題である。［…］結核は劣弱者を一掃する意味に於て、正常なる淘汰を行うものと云えるだろう。［…］大体から見れば、結核の淘汰的価値を認めても差支えあるまい。（同前）

永井は結核を、「民族の遺伝子を向上させる」ための「正常」な淘汰作用とみなすのである。こうした発言は、永井だけの極端なものではない。

卵巣切除による産児制限の提案

これをさらに現実策にまで推し進めようとするのが、次のような論考である。医学博士の大塚（おおつか）膨三（しんぞう）は、結核患者には産児制限を行うのが人類の義務である、と述べる。

両親の何れかが結核性体質の持ち主である場合には、たとい現在結核に罹っていなくても、この家庭には断然、産児制限を行うべきであるというのである。〔…〕結核性体質は必ず遺伝するものであって、かかる遺伝的素質のある子孫を一人でも世に出すということは、結核予防策の上からいって根本問題に抵触するからである。〔…〕体質改善施設の完備しない現状に省み、並びにかかる施設の労費を出来得る限り少なくする上からいっても、私は、かかる場合あらゆる情実を排して産児制限を断行するのが、永久の人類福祉を築き上げる上に於て徹底した処置であると思う。〔…〕茲には自然淘汰の理法明かに現れているを見るのであるが、たといかかる病者が治癒したとしても、自ら進んで産児制限を行い、虚弱体質の絶滅を期せんと心掛けるのが、人類としての義務であろうと思う。〔…〕永久的産児制限の方法としては、両側喇叭管［筆者注―卵巣と卵管］の一部を切除する手術が最も生理的で理想的である。〔…〕コンドーム法、ペッサリウム法［膣に器具を挿入することで避妊する方法］等は煩雑のきらいあるのみならず、コンドームやペッサリウムの破損のために思わぬ失敗を見ることがある。

（「結核患者と産児制限」、『療養生活』一九三二・一〇）

ここにはもはや、社会環境を変えようとか、労働者の生活環境を向上させようという発想はみじんも見られない。

この文章が掲載された『療養生活』という雑誌は、デマに踊らされていた結核患者に自然のなかでの静臥をすすめ、多くの患者の支持を得た、患者寄りの雑誌である。結核のみに罹りやすい体質があるとは言えない、とされていたわずか三年後には、結核患者向け雑誌にすら、このような論考が、専門家の知見として掲載されているのである。

ここではすでに、「結核体質」というものが存在すること、それが変えられないものであること、遺伝することが、自明とされている。そして、療養にかかる「労費を出来得る限り少なくする」ために、産児制限と卵巣の切除が、「人類の義務」として、結核患者にすすめられているのである。

3　戦争とからだ——国家による身体の管理

兵士を安定的に供給する

日本が戦争の時代に突入すると、結核をどう制圧するかという問題は、兵力の供給・維持と密接に関連しはじめる。一九四〇(昭和15)年、国民体力法(原案では「国民体力管理法」)が制定される。この法律によって、近い将来に兵士となることが期待された一七歳から一九歳までの男子に、毎年検診を行うことになった。この法律は二年後に改定され、検診対象年齢は一五歳から二五歳に広げられるとともに、乳幼児に「体力手帳」が交付された。戦後、結核予防に尽力した島尾忠男によれば、「体力手帳」には、住所、学校や職業、身長体重、視力、聴力などに加えてツベルクリン反応の結果が記載され、重いものを運搬する力が「機能」として記されたという（「国民体力法」、『複十字』二〇一二・九）。

この背景を見てみよう。国民体力法が公布される二年前には、内務省衛生局は厚生省に格上げされ、体力局、衛生局、予防局などが設けられた。厚生省体力局は、国民体力法の制定に先立ち、「国民体力管理制度」と題する文章を、医学雑誌『優生学』（一九三八・九）に発表している。ここで、国民体力管理制度の趣旨を次のように説明している。

> 国民体力管理制度とはどんなものか。その骨子とするところは、国家において国民の体力検査を行い、その際、一人一人に対し適切な指示を与えてこれを遵守励行せしめ、個人体力向上の実を挙げるとともに、一方、検査の結果に基づき国民体力の実相を摑（つか）んで、その根本的対策の樹立に資し国力の根幹たる人的資源の充実強化を期するにある。（傍点筆者）

ここで「人的資源の充実強化」という表現が意味するのは、兵士の安定的な供給である。森川貞夫は国民体力法の制定の背景に、徴兵検査における合格者の減少があったことを指摘している(「一五年戦争と国民の「体力」――「国民体力管理制度」審議過程に表れた国民の「体位体力」問題の本質」『一五年戦争と日本の医学医療研究会会誌』四巻二号)。このままでは、戦争を継続するための兵力が維持できないおそれがあり、そのためにこの法律がつくられたのである。ちなみに、この検査で成績の悪かった者が送り込まれる合宿所(「健民修錬所」と当時呼ばれていた)もあった。

国民の身体は国家のもの

厚生省の文章は、法律の趣旨をよく示している。この文章は、明治天皇の和歌の引用から始まり、次のように続く。

> われわれは親の子を慈しむにもいやまさる天皇の御仁慈に感泣するとともに、われわれの身体は、われわれ個人の私有物ではないということを痛感する。国民各自が健康でそれぞれの職業にいそしむことは、単に一身一家の幸福であるばかりでなく、実に一国の繁栄隆昌を来す所以である。殊にわが国のように天然資源の乏しい国においては、人的資源の培養強化即ち健全有為なる国民の養成こそ、一日も忽せ(ゆるが)にせに出来ない緊要事である。(同前)

ここでは、国民の身体は国家のものである、と明言されている。こうした論調は、二年後の「国民体力法」改定にあたって、再度同じ雑誌『優生学』に厚生省が発表した「国民体力管理制度」では、さらに明確になっている。

その［筆者注―体力検診対象年齢を広げた］理由は、わが国の保健統計によりますと、国民の体力を蝕む最大の原因である結核の蔓延が、二十歳から二十五歳の間に最高を示しているためです。［…］二十歳から二十五歳の者は、兵力、労力の中心をなすものですから、これらの者を徹底的に管理することが健兵健民対策上、最も重要なことです。

（『優生学』一九四二・七）

戦争に勝つために、いかに国民の生命を有効利用するか、という一点に関心があることが明白に述べられている。

このような視線は、兵力供給源たる若い男性だけではなく、子供を産む女性にも向けられてゆく。伝染病研究所所員の日戸修一（にっとしゅういち）は、「優生学上より見たる早婚問題（一）・（二）」（『優生学』一九四二・一二、一九四三・一）と題する論文で、民族の視点から、国民の身体管理の問題をさらに推し進め、次のように問題提起する。

女子を最高の出産能率におくにはいかにすべきか[…]早婚論をこの意味で考えてもらいたいものである。私に言わせるとこれは女子の体質学的復興である。女子の最高の、而して美しき国への任務は新しき体質を創造することである。マイヤーのいうDer einzig natürliche und schönste Beruf der Frau ist die Fortpflanzung.(最も自然にして美しき唯一の女子の任務は生殖である)も深く、味がある。早婚自身はまことに有用で必要なることという迄もない。

"ナチスの予防医学が必要な時代が来た"

日戸のこのような主張の背景にあるのは、ナチス・ドイツによる「国家医学」である。優生思想と結びついた医学は、国家の発展のためには民族の遺伝子の向上が不可欠とし、政治と一体化して、安楽死をさせてよい人々を定め、劣った遺伝子を持つとみなした社会集団を排除した。

日戸はこの論文のなかの「結婚の民族性」と題する一節で、「カナカ族[筆者注―ミクロネシア、マーシャル諸島、パラオ等の島々の住民の俗称]の滅亡はも早(はや)、早晩の運命だと言われている」が、それは「この民族には節操が皆無で、伝統的なものは、享楽生活だけ」だからだ、とフィリピンから留学中の医学生が話したと述べる。そして、こうした事態を避けるために必要な「予防医学」は「性細胞の監視」であるとの考え方を紹介する。

そして、「この［筆者注―結核の］素質をもつものにはナチスでは結婚をやめさせるようにしている。遺伝学の到達した結論を民衆によく納得させて不良遺伝防止法案を一九三三年に発表したナチスの政策は民族の質の選択のためには当然であった」と述べる。

これは、も早主人公武男［筆者注―結核を描いた徳冨蘆花（とくとみろか）のベストセラー小説『不如帰（ほととぎす）』の主人公。愛する妻を結核でなくす］の意志や人道観や感傷を超えた大きな力の命令である。民族の発展のためである。遺伝学、体質学の如き国家医学は今日では結婚を全く新しい観念のもの（ママ）におくようになった。自分のための結婚でない、国家のための結婚である。結婚が国家に対してはっきりした位置をもってきたのである。（同前）

日戸はこのように結婚の新しい位置づけを主張する。この論文は以下のような展望を示して終わっている。

もう医学はその性格を完全に転回すべき時でもある。世界のこの情勢は人口問題に向け全力をそそぎ、ナチスの徹底した予防医学政策がどこでもとりあげられるだろう。そういう国家医学がどうしても必要な時代が来てしまったのである。（同前）

その後の歴史がどのように進んだかを知るいま、これを読むと背筋が寒くなる思いがする。日戸修一は、ハンセン病にも深く関わり、のちに沖縄での患者大収容を、陸軍軍医として指揮してもいる。彼がこの文章を発表したときに所属していた伝染病研究所は、現在の国立感染症研究所につながる、国家的な機関である。彼の発想は、決して極端で個人的なものではなく、現実的な力を与えられていたのである。

*

以上、結核をめぐる国家や政策の動きを見てきた。もう一度問いたい。病気になるのは誰のせいなのか。国家主義的風潮が強まり、思想の自由がなくなるとともに、環境を変えることで発病を抑制しようという声は、すみやかに消える。体質と発病の相関を指摘する説は、「結核体質」なるものが存在するという思考に横滑りする。そしてそれは、兵士や母になれない「劣った国民」という概念と結びつき、さらには「劣った民族」という思考に接続する。同時に、「劣った国民」の身体的特徴すなわち結核体質を示す身体的特徴が、まことしやかに示される。民族や遺伝子の優劣と、身体的特徴とを結びつける発想は、骨相学などにもみられ、時代の発想の土台でもあった。

「結核体質」という言葉は、その実体も意味も不確かなままでひとり歩きし、無制限に範囲を拡大した。このような事態が、政治と医学の結託によって起こったということは、わたしたちが何度も立ち返らなくてはならないことだ。

第2章

空気が変わるとき——文化と結核

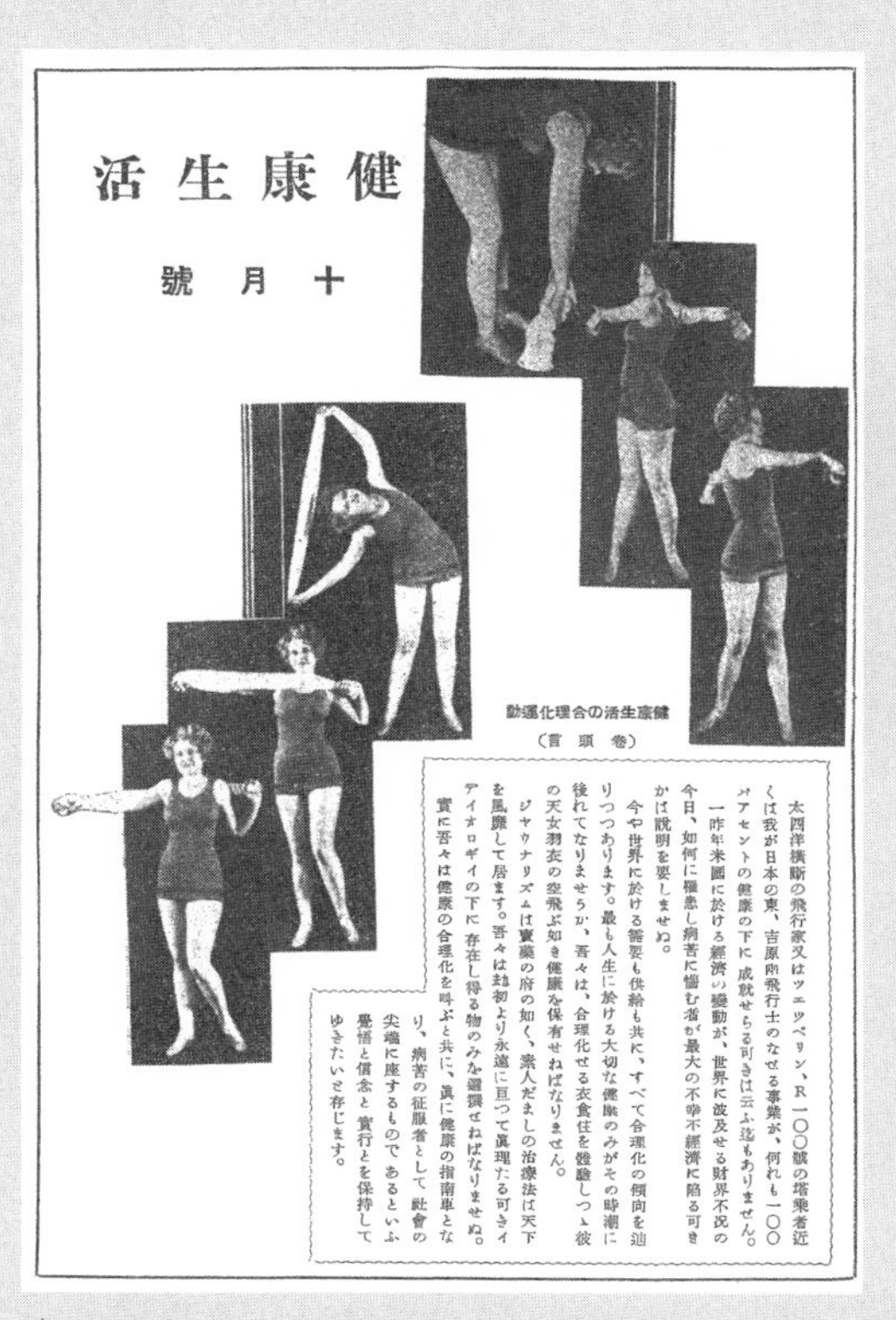
健康生活

十月號

健康生活の合理化運動

（巻頭言）

太西洋横断の飛行家又はツエッペリン、R一〇〇號の塔乘者近くは我が日本の東、吉原兩飛行士のなせる事業が、何れも一〇〇パアセントの健康の下に成就せらる可きは云ふ迄もありません。

一昨年米國に於ける經濟の變動が、世界に波及せる財界不況の今日、如何に罹患し病害に惱む者が最大の不幸不經濟に陥る可きかは說明を要しませぬ。

今や世界に於ける需要も供給も共に、すべて合理化の傾向を辿りつつあります。最も人生に於ける大切な健康のみがその時潮に後れてなりませうか、吾々は、合理化せる衣食住を體驗しつゝ彼の天女羽衣の空飛ぶ如き健康を保有せねばなりません。

ジヤウナリズムは賣藥の府の如く、素人だましの治療法は天下を風靡して居ます。吾々は茲初より永遠に亘つて眞理たる可きイデイオロギイの下に存在し得る物のみを選擇せねばなりませぬ。

實に吾々は健康の合理化を叫ぶと共に、眞に健康の指南車となり、病害の征服者として社會の尖端に座するものであるといふ覺悟と信念と實行とを保持してゆきたいと存じます。

雑誌『健康生活』扉．白人女性が体操をする写真に，「合理化せる衣食住」によって病気という「不経済」や「不況」を克服しようと呼びかける巻頭言が添えられている（『健康生活』1930年10月号）

結核はわたしたちの文化も大きく変えた。第2章では、文化と結核の関係を、「都市／地方イメージの変化」「〈美人の基準〉の変化と健康のステイタス化」そして「結核予防国民運動」という三つの視点から考えてみたい。

1 都市／地方イメージの変化

結核菌に汚染された場所としての都市

結核はわたしたちの「空気」に対するイメージも変えた。明治時代以降、東京は一貫して文明の先端を走る都市であり、新しい文化の地であった。資本主義は、地方の農村から都市部への人の移動によって発展する。多くの若者が進学や就職のために田舎から上京し、それが日本の近代の文化を形成した。

しかし、結核が蔓延するにつれ、都市は次第に、汚染された空気に満ち、人々の体力は衰え、ひ弱な子供が産まれる土地というイメージで語られるようになる。

全国初の公立結核療養所である大阪市立刀根山療養所の所長を務め、結核研究に尽力した有馬(ありま)頼吉(よりきち)は、次のように述べる。

山村漁邑等には現今も結核は幸にして至って少なく［…］東京大阪は申すに及ばず、その外の都会地では子供は一四、五歳までに殆んど皆結核に触れた、結核菌がその体内に侵入したという特別な反応を現わすようになるのであります。

（「結核予防は乳児から」、『白十字』一九二九・九）

都会は結核菌に汚染された空気の地であり、そこで育つ子供はみな結核に感染している、というのである。

都会では人間は「退化」する、という考え方も広く浸透してゆく。前出の暉峻義等は、結核の死亡率が若者で高い原因として、産業化とそれにともなう「多数者無産化」をあげ、「その無産者の集中地たる膨張しつつある都市の衛生学的特色」に注目する。田舎から出てきた若者が都市で「無産者」として産業労働者となるが、都市では人間は退化する、というのである。そして、「産業に参加する人間の退化が、絶えず田舎から吸収された健康なる生命要素によってのみ緩和せられる」というマルクスの言葉を紹介する（前出「疾病及その救治の経済的制約――労働者と肺結核について」）。

このようなイメージは、医学以外の言説にも見られる。取材のため九州から上京した夢野久作（ゆめのきゅうさく）は、「街頭から見た新東京の裏面」（『九州日報』一九二四・一〇―一二）で次のように書いている。

永年都会に居て、文化的な神経過敏な生活を続けている者は、自然と産児が減少して行くものであることは、近頃の学問でよく問題になっている。東京ばかりでない、世界各国の都市がみんな間違いなくそうなって行くのだそうである。[…]／都会人は何故繁殖力が減るか！[…]つまり、／▽土と日光と新しい空気と食物に遠ざかったもの／▽運動不足で精神過敏になったもの／は、人間でも動物でも、赤ん坊を生む数が減って行くと考えていればいいのだそうである。

東京で創作や翻訳に従事していた豊島与志雄(とよしまよしお)は、短編小説『悪夢』(一九二三)で、都会で暮らす会社員の主人公に、次のように語らせている。

このままで年を取っていったらどうなるのか？[…]せめて、大空の下で大地の上で、大きく息をでもつけたら……。然し凡てが狭苦しくて惨めである。風通しも日当りも悪い三畳の室、それから外に出ても、軒並に切取られた狭い空、薄濁りのした空気、その空気を通してくる蒼ざめた日の光、そしていつも、満員の電車、人の群、それからまた、緑の木の葉一つ見えない、地下牢みたいな頑丈な檻——数字ばかりが積み重(かさな)っている会社の室。凡てのものが、私の精神をばかりでなく、私のこの肉体をも、蒼白く萎びさしてしまう。[…]額ににじみ出る汗は、筋肉を働かせることから来る力強い爽快な汗ではなくて、日光と空気とが不足して窒息してゆく、じりじりとした生汗である。それも私ばかりではない。誰も彼もみな、干乾びて痩せ細るか、脂肪がたまってぶよぶよと肥るかして、溌溂とした体力を持ってる者は一人もいない。

あてもなく下宿を出た主人公は、「肺病やみらしく痩せ細ってる」「中年の男」のあとをつけている自分に気づく。そして「機械的な生活に窒息されかかってる人間が多すぎる。そして、この男も自分自身も、余りに惨めすぎる。出口がほしい、この息苦しさからの出口がほしい……。」と感じて男を殴りそうになる。

また、結核患者向け雑誌の投稿欄にも、次のような文章が掲載されている。

空気の悪く太陽や緑や空から遠いオフィスでは、近眼と胃腸病と結核が恐ろしい勢いで増えている。文明とは地下にコンクリートの箱を作って入ることだと誰かが云いました。

(「生活戦線より」、『療養生活』一九三二・四)

口絵1は、戦前期の結核予防キャンペーンで使用されたポスターである。空気はもはや、どこでも同じものではない。

人口の補給地としての地方

このような都市／地方観は、昭和になって日本が戦争の時代に突入し、次第に戦況が悪化すると、さらに極端なものになっていく。『優生学』一九四三(昭和18)年五月号は、雑誌の巻頭言に「都市膨張の限度！」の見出しを掲げ、次のように問いかける。

> 未だに都会は人口の消耗地であり、田園はその補給地である。国力発展の源泉地、田舎を見直す必要が在る。都会の兵隊は、人間的には強くても、超人的には弱いト云う人も在る。理攻めでは強くても、誠実な心意気では到底田舎者に勝てぬ。

このように、都会と田舎の違いが、人格の違いに結びつけられる。そして、戦争を遂行する兵力の維持のために、田舎を結核菌から守らなくてはならない、と主張される。

田舎に結核が侵入する、処女地であるから、流行病ならドンなものでも蔓延し、栄養も、抵抗力も、治療予防、保健思想も不充分だから、日本の田舎に結核が浸潤して終ったら、之れ一つでも日本は弱る、亡国病の名称自詮(マ)(マ)であろう。[…]都市生活を分散し、田園生活を確保するようにするのが、日本千万年の大策になりはせぬか!

(同前)

同じ年、金沢大学医学部の古屋芳雄(こやよしお)は、「決戦下の此食糧事情の下で国民の体力がどんな風に動いている」かを知るために調査を実施し、その結果のなかから、とくに学童体力の動向について報告している。これは「発育盛りの学童の身体というものは周囲の事情、特に食生活の変化や栄養補給が適正に行われているかどうかを実に鋭敏に反映するから」である。

大まかに言って都市の学童には事変前に比して発育阻止の現象があらわれかけている。[…]要するに都会の子供、特に大都市の子供は最近の不良な食糧事情、不備な配給機構の影響を相当強く反映している。然るに農村はどうか。これは嬉しい事にまだその兆候があらわれていない。

(「国民体力の指標と都市文化」、『文藝春秋』一九四三・一二)

食糧配給制がうまく機能せず、都市の子供の発育が止まっている、というのである。ただし、男子より女子が劣悪な食糧事情の被害をより多く受けているが、「これ正しく日本的家族制度、慣習としての男子尊重の明かな反映であるように思われて心強」い、と述べる。そして、対策として、都市から農村に人を移動させること、同時に都市に残る青少年を生産に従事させることを主張する。

> 対策としては、根本的には結局都市文明の性格を消費的から生産的にもっと強く切り替えて行き、都市の人口を疎開すると共に都市に残る青少年層を生産文化の組織の中にしっかりと織込む事であると思う。新しい時代の教育はここを目指さねばならぬ。建設、創造、発明、発見等の慶びはこうした雰囲気からのみ生れるものであって、それが本当の文化生活なのである。
>
> （同前、傍点原文）

食糧不足を棚上げにして、若者や子供を生産に従事させることを解決策として主張する論旨は、結局のところ精神論でしかない。

　都市と地方をめぐるイメージの変化は、薬や医療器具の広告にも、よくあらわれている。「日光ビタミン」の広告（**図7**）には、「太陽を与えよ　青白き都会の児童に」というキャッチコピーが添えられている。都市は、子供が丈夫に育たない場所というイメージを強くしてゆく。人工太陽灯（**図8**）という器具も売り出された。日当たりの悪い都会で育つ子供を丈夫に育てるためである。

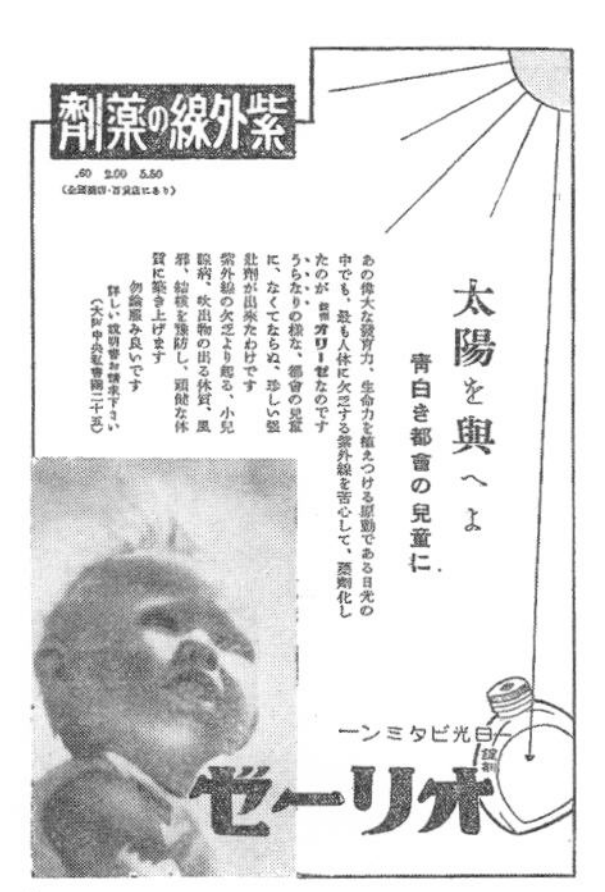

図 7　「日光ビタミン」広告. 紫外線を苦心して薬剤化した, 都会の児童になくてはならぬ強壮剤, とあるが成分は不明（『優生学』第 15 年第 10 号, 1937 年）

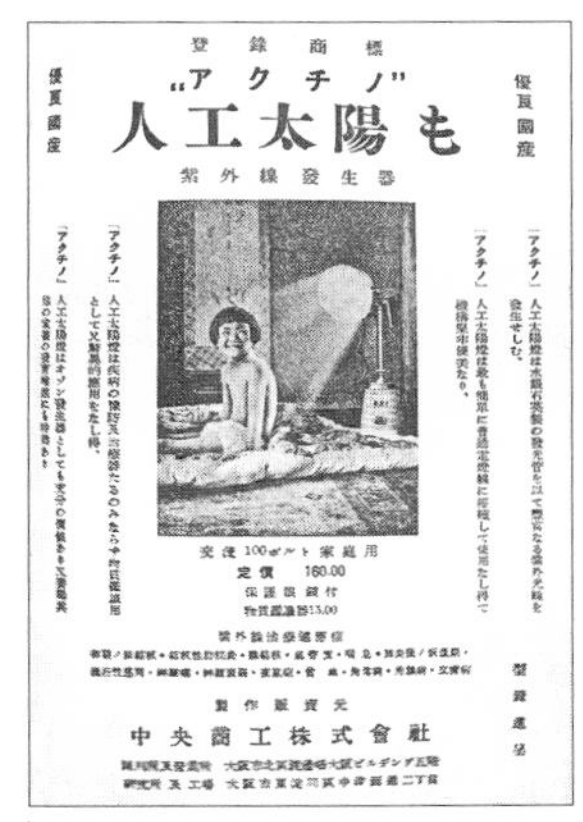

図 8　「人工太陽灯」広告. 「紫外光線を発生」させる「疾病の予防及治療器」で「初期ノ肺結核」などが「適応症」とされている（『療養生活』1930 年 10 月号）

以上のように、よりきれいな、病原菌のない空気を求めて、地方は「田園」と美化され、そこに住む人々も「誠実」な「心意気」を持つ人たちとして理想化されてゆく。それは軍国主義における兵士供給地という地方へのまなざしと、軌を一にするものである。

結核は、都市と地方のイメージを一変した。その変化は、大正期以降に結核で死亡する人が増え、昭和になって戦争の遂行が至上の課題とされたことと連動している。文明の最先端に位置する、経済と情報と文化の中心地という都市のイメージは、日当たりの悪い狭いところに大勢の人が密集する、感染リスクの高い場所、身体が弱くなる場所へと変貌した。代わって地方が、文化的に遅れたところ、発展から取り残され情報から遠いところというそれまでの否定的イメージから、きれいな空気と自然のなかで、たくましく壮健な国民を育てる場所として、注目されていったのである。

3 〈美人の基準〉の変化と健康のステイタス化

結核にかかりやすい女

結核は、女性美の基準も変えた。日本では長らく、なで肩で柳腰の、すらりとした女性が美しいとされてきた。江戸時代の浮世絵から、大正期の竹久夢二の美人画に至るまで、このような美意識が見られる。しかし、このような細長い体型の女性は、結核にかかりやすい「結核体質」なのだという言説が、早くから見られる。

結核療養所・南湖院長の高田畊安は、結核にかかりやすい女の姿を、目に見えるように描き出して見せる。

何(ど)う言う体質を有った婦人が肺病に罹り易いかと云うに[…]所謂日本流の美人が肺病に罹り易いので、西洋流の美人には少ない。[…]西洋流の美人であると、顔色は紅く、肩はイカって強そうに活発に見える。之に反して日本流の色が白くて背がスラッとしているのは、肺病に罹り易く、又既に肺病の初まっている人に多い。日光に当って皮膚が黒く染まるような人は、肺病には遠かる。[…]色の黒くなるのを恐れて、始終家の中に閉じ籠って外出しないような人は、何うしても肺病に罹り易い。[…]色が白いのは多く貧血である。そう云う人を診察すると、大抵肺病に罹っているのである。(「肺病に罹り易い女」、『婦人公論』一九一七・三)

ここでは、日本美人＝結核体質、西洋美人＝健康、というきわめて単純な対比が示され、日本美人型の女性はすでに肺結核を発病している人に多い、と断定される。

女性の体格や顔色と結核を結びつけるこのようなまなざしは、服装への注意にも結びついている。医学士・佐々木好母は、帯を胸高に締める和服は、胸郭の発達を妨げ、結核になりやすい体質をつくると警鐘を鳴らす。

肺病――結核の代表者としての――が恐ろしいという事は一々私が申し上ぐる迄もなく、誰も私は肺病の人の嫁になろうという人がないのでもわかる位明かであります。[…]両親が背高く頸細長ければ子供もそれに近いのが多いのでは無いか、それでまた親の様に結核に罹りやすいのだろうと思うのであります。[…]女ではあまりに胸高に帯を締めない事です。高く乳房の近くまで帯をするために呼吸の補助機能たる肋骨の運動を妨げ、胸郭の発育を阻碍し、為に呼吸器系の疾患に罹りやすくなるのであります。[…]柳腰の女を健康美だとは言えません[…]

（「結核の予防と其の退治」、『健康生活』一九三〇・一〇）

表1（23ページ）のように、西欧諸国では二〇世紀に入って結核死亡者数は減少していたために、和装が要因のひとつとみなされた可能性もあるだろう。

表2　昭和初年から終戦までに創刊された「健康」をタイトルに含む雑誌

雑誌名	創刊年	発行所
『児童と健康』	1928年	児童と健康社
『健康生活』	1930年	健康生活編集部
『健康』	1932年	日本健康協会
『健康文化』	1932年	日本通俗医学社
『健康倶楽部』	1933年	健康倶楽部社
『健康之友』	1933年*	健康之友社
『健康満洲』	1936年*	満洲結核予防会
『健康科学』	1940年	不明
『健康大陸』**	1940年	大陸産業通信社

* 推定
** 『北京』から改題

「健康」のステイタス化

この時期、「健康」をタイトルに含む雑誌が次々に創刊されている。管見に入ったものだけでも、かなりの数にのぼる（**表2**）。

口絵12・13および**図9・10**は、こうした雑誌の表紙およびグラビアである。たくましい白人女性が、運動する写真が多い。「健康」雑誌の創刊ブームは、「健康」がもはや当たり前のものではなくなっていたことを示している。立派な体格をもち、結核にかかっていないこと、健康である

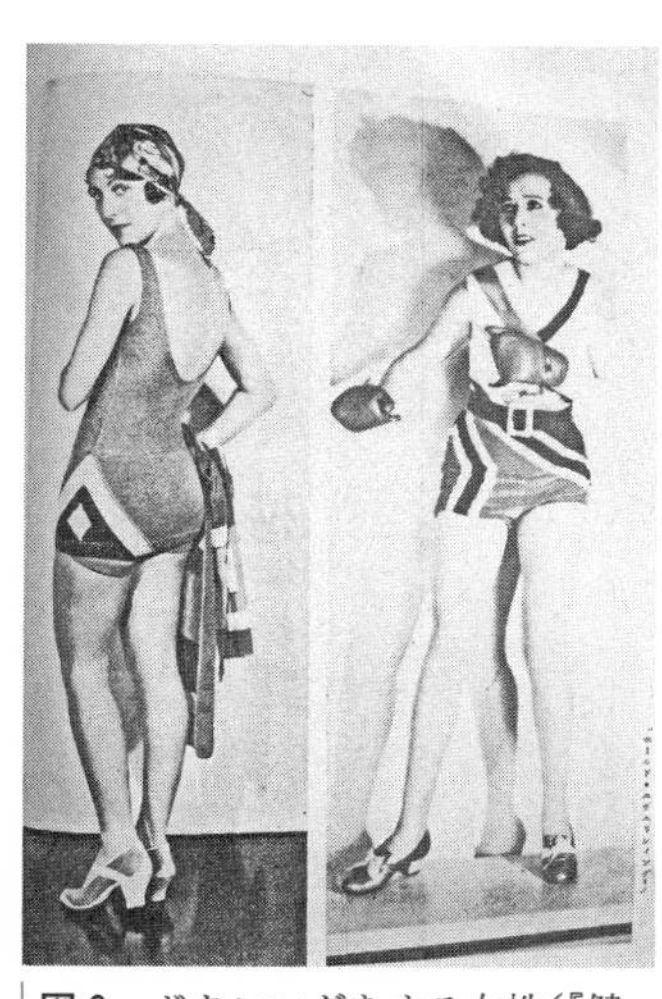

図 9　ボクシングをする女性(『健康生活』1930 年 10 月号)

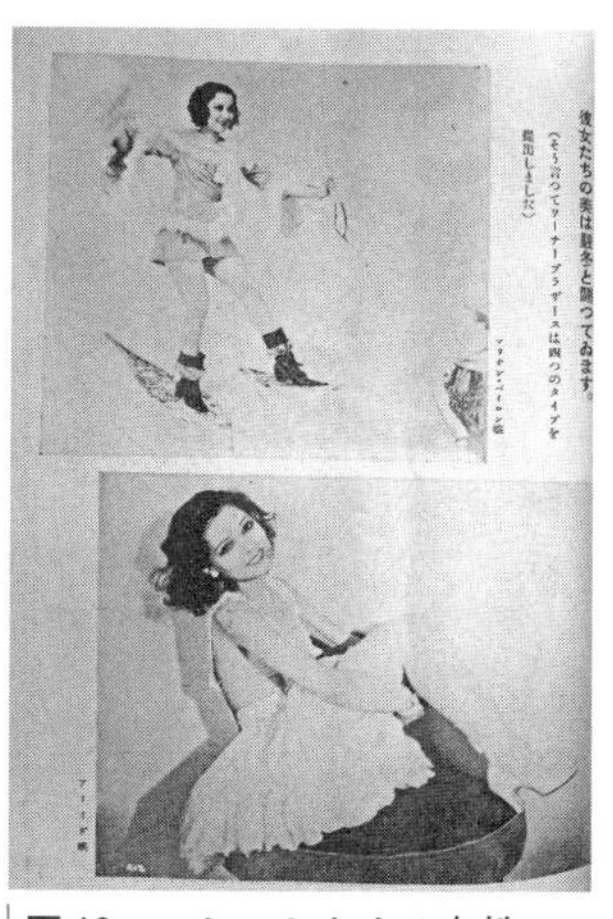

図 10　スケートをする女性.「彼女たちの美は厳冬と闘っています」とある(『健康生活』1930 年 10 月号)

ことは、恵まれた人だけが享受できる特権になりつつあったのである。

これらの雑誌のモデルが白人女性ばかりであるのは、偶然ではないだろう。健康な身体をめぐるまなざしは、諸民族の序列化とも結びついていた。

たとえば雑誌『婦人之友』一九二六(大正15)年一月号は、「結核根絶の対策三編」と題して三つの文章を掲載している。そのひとつ「滅びゆく日本婦人と結核」で、第一生命相互保険会社の稲宮又吉は、次のように述べている。

> 婦人は、民族興隆の源泉である。如何に文物制度が完備して来ても、国民の母たるべき婦人が弱くては、其国民は軈て滅びるばかりである。北九州辺にまでいることが、

> 実証されているアイヌ民族が、北のはて北海の一隅に押しつめられて次第に、其種族を滅滅して行くのは、固とより種々の原因もあるかはなれど、当初は婦人の弱かりしことに、之れが源を発している。然り、今に猶おアイヌの婦人は弱い。殊に結核に甚だしく襲われているのである。[…]本問題は実に我大和民族の滅ぶべき凶相であると云っても過言でない。

言うまでもなく、特定の民族における罹患率の高低は、大規模な疫学的調査なくしては断定できないことである。しかし稲宮は、統計的資料を一切参照することなく、アイヌ女性の結核罹患率が高い、そのためアイヌは滅びつつある、と述べる。

そして、「民族興隆」の要は強い母にあるとして、女性を弱くするものとして、白粉と映画館を批判する。「皮膚の色を白くせんために白粉を使用」し、「色が黒くなるから光線を厭う」ので、「結核菌としては何とも申分のない御得意先」が婦人によってつくられているのだという。映画館も、「白昼尚お光線を閉ざして、多数群集して、汚濁された空気の中に居」るもので、「本邦少壮男女をして、腑ぬけの様に仕立てた点も非常に多い」と批判する。

この文章からは、社会で一定程度流通する通念や偏見と、結核とが、なんの証明もなしに都合よく結びつけられてゆく様子がよくわかる。ほとんど、自分の気に入らないものに、結核のレッテルを貼って排除しようとしているだけのようにも見える。しかし、この通念や偏見が、多数派のものであるとき、これほど雑駁な言説すら力を持ってしまったのである。

優生結婚

女性と結核をめぐるこのようなまなざしは、結婚相手を選ぶ際の基準としても提示される。

結核性体質の人は、身長の高い割合に、体重が軽く、胸囲が狭く、所謂細長型と呼ばれる者が多いと云われて居ます。［…］――結核と結婚との問題に於て、実際上どんな点に注意すべきかと云うと、家系の調査を行って、結核患者を多く出した様な家系から配偶者を求めることは、出来るだけ避けねばなりません。［…］結核の家系に属する人同士の結婚は、非常に危険でありますから、厳重に之を避けねばなりません。

（永井潜「結核と結婚」、『社会事業の友』一九三八・四）

結核患者が出た家系の人とは結婚を避けろという考え方が、堂々と主張される。

こうした主張は、雑誌に掲載されただけではなく、実行に移されている。一九四〇（昭和15）年には国民優生法が制定され、遺伝的疾患を持つ者の生殖が制限されるとともに、「健全」な者の産児制限が禁止された。

同年、厚生省は三越デパートに優生結婚相談所を開設し、翌一九四一(昭和16)年には、男子二五歳、女子二一歳までの結婚の奨励を、各地方長官に指示している。また、結婚資金の貸し出しも始めるが、厚生省内の国民優生連盟が斡旋した婚姻の場合は、貸し出し最高額は三〇〇円と高額に設定された。この頃の小学校教員の初任給が五〇―六〇円なので、かなりまとまった額といえるだろう。

3 結核予防国民運動

結核予防展覧会

都市や地方をめぐるイメージの変化や、女性をめぐるまなざしの変化は、政府の制定する法律や政策だけで起こったわけではなく、国民自身の積極的な参加があった。よりよい遺伝子を残すという優生思想は、地域社会のつながりのなかで、よりきめこまかく浸透し、力を発揮したのである。

結核の蔓延が問題視されるに従って、官民共同の結核予防団体が設立された。一九一一(明治44)年には白十字会や済生会が生まれ、一九一三(大正2)年には全国の結核予防団体をまとめる日本結核予防協会が設立された。

結核予防団体は、結核予防展覧会や衛生展覧会と呼ばれるイベントを各地で開催したり、学校や工場にパンフレットを配布したり、映画を製作したりして、大規模なキャンペーンを繰り広げた。こうした展覧会では、都道府県別の死亡率、結核死亡者数と戦死者数の比較、結核で失われた国力をトンネル工事に換算したものなどが示され、人混みを避けること、空気の入れかえやマスクの着用、消毒・手洗い・うがいの徹底、規則正しい生活と運動で発病しない体力をつくること、健康診断の徹底などが奨励された(**図11**、**口絵1〜10・14**)。

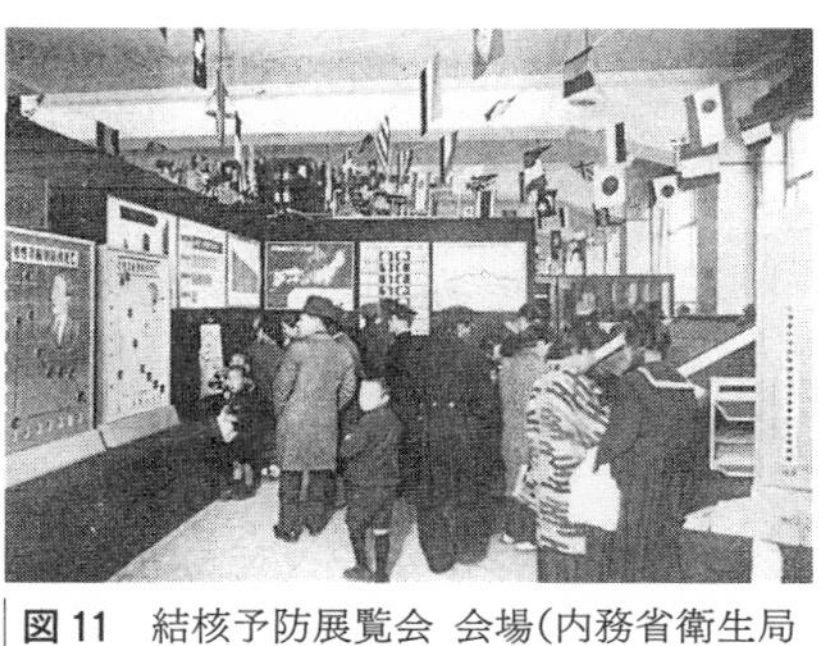

図11　結核予防展覧会 会場(内務省衛生局『結核予防国民運動振興記録』1937年)

東京・神田区で一九二九(昭和4)年に開催された展覧会の様子が、『白十字』一九二九年七月号に掲載されている。

> 「先ず健康!先ず健康!」と東京日々新聞社の叩き出した太鼓の音が各所に反響してここ神田区に於ても画期的な空前未聞の大衛生展覧会が開催せられた。

この展覧会の会場は、区役所・警察署などで、主催は「神田区三ノ部会二十七ケ町連合町会、通及表神保町衛生組合、神田錦町署管内飲食物業連合組合、錦町々会衛生部」、後援は「内務省」、「赤十字社、東京市保健局、警視庁防疫課、神田区役所、神田錦町警察署、神田区衛生会、神田区医師会、日本歯科医師会、公法人東京府薬剤師会神田支部、白十字会、栄養研究所、松屋呉服店家庭部」である。官民総出のイベントだったことがわかる。

ここに「生粋の神田ッ子青年団及在郷軍人会員のトラックに乗った宣伝隊はのべつまくなしに町々をメガホーンでどなり廻った」ため、「来るわ〱驚く勿(なか)れ、二日間にて無慮五万人の観衆を得」る、という事態になったという。

開国以来、コレラやチフスなどの感染症に悩まされてきたことから、こうしたイベントは繰り返し開催されていたが、一九三七(昭和12)年に「結核予防国民運動振興費」として一〇万円が予算化された際には、内務省衛生局の主催により全国すべての都道府県で「結核予防展覧会」が開催され、講演会・健康相談会の開催、結核予防委員会の設置、標語懸賞募集、ポスター・パンフレットの配布、結核予防歌「生きよ、国民」の制定、結核予防映画「青春」の製作などが行われた。ほぼ同じ時期の巡査の初任給は四五円、公務員の初任給は七五円。年間の国家財政のおよそ二%にあたる額だった。

地域社会への浸透と地域間の競争

このような記事から窺われるのは、結核予防が、政府、行政、メディア、医師らから地域社会まで、日常時には協働することのない幅広い社会階層を、横断的に動員するイベントであった、ということである。結核への恐怖は、異なる社会階層の人々を一体化したのである。

こうした展覧会では、都道府県別の死亡者数が掲げられた(口絵3)。こうした思考は、地域の特殊事情に原因を求める発想を生む。もちろん、地域性と結核死亡率は無関係ではないが、注意したいのは、地域同士が競い合うような発想に見る人を誘う点である。

実際に、自分たちの住む場所を病気から守ろうという発想は、ハンセン病ではより厳しい差別を生み出した。結核予防が叫ばれていた同じ時期である一九三一(昭和6)年に、「らい予防法」が改定されている。この法律によって、在宅の患者もすべて療養所に収容する「絶対隔離」が本格化してゆく。

たとえば鳥取県では、一九三六(昭和11)年に知事に就任した立田清辰(たつたきよとき)は、着任早々、県内の患者の一斉調査を始める。これは、「財団法人癩(らい)予防協会」が全国に呼びかけたもので、患者宅への戸別訪問や新患者の発見が求められたという。こうした動きは「無癩県運動」と呼ばれた。

結核についても、一九三七(昭和12)年の結核予防法改正で、長く賛否両論が続いていた届出制度が規定された。届出制度とは、医師が診察した結核患者を保健所に届け出る制度である。結核患者用のベッド数はまったく足りていなかったので、届け出た患者を病院や療養所に収容することはできない。患者は差別をおそれて病院に来なくなる可能性がある。医師のなかにも届け出に反対するものが少なくなく、実施の状況には大きな幅があったようだ(青木純一『結核の社会史』)。しかし、たとえそうであっても、患者をめぐる状況が日々息苦しいものになっていったことは明白である。

『婦人倶楽部』一九三八(昭和13)年一一月号は、「惨めな肺病村が日本一の健康模範村へ——大阪府下樽井(たるい)村を訪ねて」という記事を掲載している。

つい一昔前まで、肺結核で死亡する者が二十五人に一人という惨めな病気地獄に喘(あえ)いでいた村が、今は、日本一の健康模範村と化し、内地はもとより、満洲国やその他海外から視察に来るものも絶えまなく、その完備した健康施設を厚生省の映画にまで撮られたという、聞くも嬉しい大評判村——これぞ大阪府下樽井村であります。

このように始まるこの記事は、村に紡績工場が多いのと、京阪神の結核療養地とされたことで「病菌がまきちらされ、村は忽(たちま)ち忌わしい結核村と化してしまったのです」という。そして、「あらゆる病魔を村から一掃しようと奮い起(た)った」村人が、小学校での健康診断、結核相談所の設置による早期発見、婦人会による全村戸別訪問などによって、故郷を「健康の里」に生まれ変わらせた経緯を伝える。

しかしこの記事で強調されるのは、「感謝の心」などの精神論であり、「見よ東海の空明けて」と歌いながら「ケンカウ」の文字を校庭に描く「日の丸鉢巻」の児童たちの「健康行進」「日の丸行進」といったものである。ここでは、医療政策と愛国主義とが渾然一体となっている。

さらに戦争末期には、結核予防がまったくの精神論になっている例もみられる。『週刊朝日』一九四四(昭和19)年四・五号に掲載された大阪厚生園院長・長谷川卯三郎の語る治療法は以下のとおりである。

一般的にいえば、まず結核は必ず治るという強い信念のもとに、堅い克己心と忍耐をもって、身心の過労を避け安静かつ規律正しい療養をすることが大切である。

(「結核は早期に治せ」)

ここからは、自分の限界を超えて耐えろ、というメッセージ以外、何も読み取れない。結核予防運動は、政府・行政から、警察、学校、地域社会までを包摂して展開された。共通の敵となった結核患者が次第に追いつめられていくのは明白だ。

結核の原因を患者本人に帰す言説は早くから見られる。医師の川上昌保は、結核は「下層の貧民階級」に蔓延する病気であるとする。そして、「貧民」を三種に分け、「勤勉なる戸外労働者」

には結核が少なく、「室内労働者」への蔓延は「工場法」が成立して「取締(とりしまり)」がなされれば予防できるが、「放縦なる生活の結果、一種の天罰として貧困に陥って居るもの」には手の施しようがないとする。この記事に添えられた挿絵では、賭博にふけって発病・失業し、一家で寝込む様子が描かれる(**図12**)。

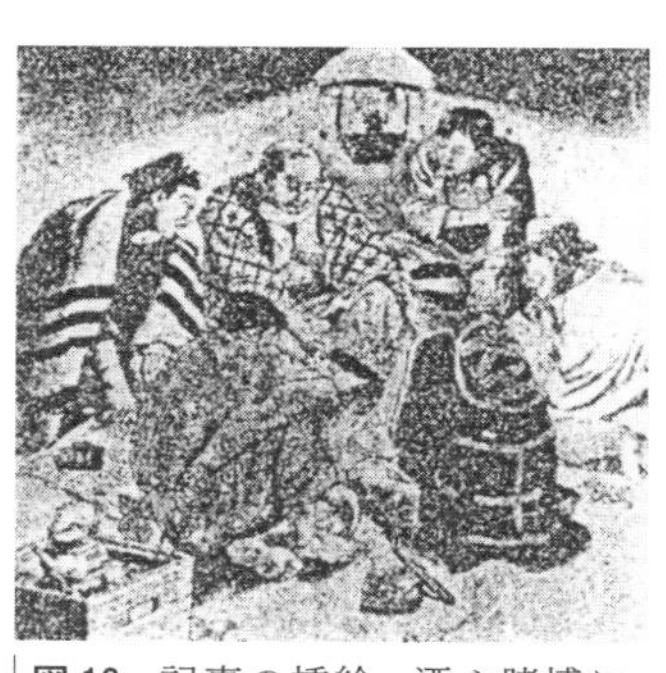

図12 記事の挿絵．酒や賭博にふける生活が結核を招き寄せると説く(川上昌保「肺結核の蔓延と放縦なる生活」『婦人之友』1914年8号)

発病は本人の責任であるとの見方は、満州事変を機により厳しいものになってゆく。**口絵9・10**は、一九四二(昭和17)年頃の結核予防キャンペーンで使用されたポスターである。健康であることは親や国に対する義務であり、病人は当然果たすべき義務を果たせない者とされる。個人の身体は、隅々まで公に捧げられるべきであるというイデオロギーがここにはあからさまにあらわれている。

以上のように、結核はわたしたちの生活やものの見方、感じ方も変えた。都市はもはや羨望の地ではなくなり、すらりとした色白の女性よりがっしりとしたたくましい女性が好まれた。こうした変化は、内務省から町内会まで官民一体となった国民運動によって、浸透していった。

第3章

患者は特別なひと?
——文学と結核

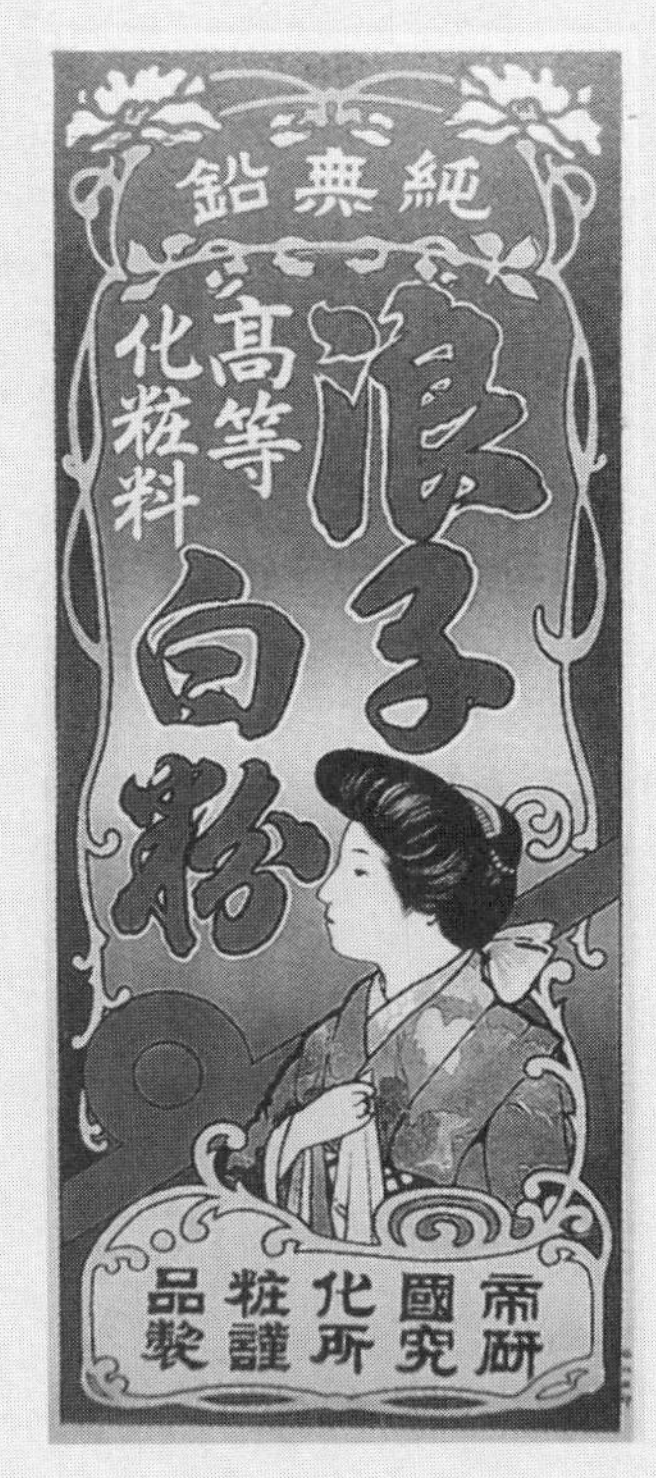

「浪子白粉」広告ポスター(明治後期，東京都江戸東京博物館蔵，東京都歴史文化財団イメージアーカイブ)．結核をえがいた徳冨蘆花『不如帰』はベストセラーとなり関連商品も発売された

表3　結核にかかった主な文化人と生没年

氏名	生没年	氏名	生没年
新島襄	(1843-1890)	宮沢賢治	(1896-1933)
森鷗外	(1862-1922)	壺井栄	(1899-1967)
二葉亭四迷	(1864-1909)	梶井基次郎	(1901-1932)
夏目漱石	(1867-1916)	中野重治	(1902-1979)
正岡子規	(1867-1902)	横溝正史	(1902-1981)
国木田独歩	(1871-1908)	堀辰雄	(1904-1953)
樋口一葉	(1872-1896)	中原中也	(1907-1937)
阪本四方太	(1873-1917)	宮本顕治	(1908-2007)
永井荷風	(1879-1959)	太宰治	(1909-1948)
長塚節	(1879-1915)	大原富枝	(1912-2000)
斎藤茂吉	(1882-1953)	織田作之助	(1913-1947)
高村光太郎	(1883-1956)	新美南吉	(1913-1943)
竹久夢二	(1884-1934)	立原道造	(1914-1939)
山村暮鳥	(1884-1924)	深沢七郎	(1914-1987)
尾崎放哉	(1885-1926)	福永武彦	(1918-1979)
中里介山	(1885-1944)	水上勉	(1919-2004)
石川啄木	(1886-1912)	安岡章太郎	(1920-2013)
高村智恵子	(1886-1938)	鶴見俊輔	(1922-2015)
岸田国士	(1890-1954)	遠藤周作	(1923-1996)
坪田譲治	(1890-1982)	吉行淳之介	(1924-1994)
岸田劉生	(1891-1929)	河野多恵子	(1926-2015)
倉田百三	(1891-1943)	松谷みよ子	(1926-2015)
直木三十五	(1891-1934)	藤沢周平	(1927-1997)
芥川龍之介	(1892-1927)	吉村昭	(1927-2006)

結核の蔓延期は、日本の戦前期とほぼ重なっている。結核にかかった文学者や文化人も驚くほど多かった(**表3**)。ここに掲げたのはごく一部に過ぎない。そのため、結核は、とくに明治時代後半から終戦期までの文学作品にも数多く描かれ、結核を病んだ主人公の物語は、ありふれた設定といえるほどだった。物語のプロットにおいて病気は、他の不可抗力の要素――出生の秘密、

身分や家柄の違い、戦争など——と並んで、悲劇を生み出すためのもっとも容易な方法だ。ここでは、結核が大きな役割を果たす文学作品の代表的なパターンを見ていこう。

1 愛と死をみつめて——闘病純愛もの

結核とメロドラマ——徳冨蘆花『不如帰(ほととぎす)』

結核を描いた文学作品のうち、もっとも時期が早いもののひとつで、またそのあとのドラマのパターンを決めてしまった影響力の大きい作品に、徳冨蘆花の小説『不如帰』(一九〇〇)がある。この小説は、尾崎紅葉の『金色夜叉』と並んで、明治時代を代表するベストセラーだ。

ヒロインの浪子は、上流家庭に生まれたものの、幼い頃に母を亡くし、継母にいじめられて孤独に育った。しかし、将来有望な軍人の武男との縁談がまとまり、ようやく温かい家庭を持つことができる。浪子は夫や姑にかいがいしく尽くし、やがて跡継ぎの息子も産まれる。幸せの絶頂にいるとき、浪子は血を吐き、結核にかかっていることがわかる。

武男の母は息子に離婚をすすめるが、浪子を愛する武男は拒否する。しかし、武男が日清戦争に出征し、重傷を負って入院している間に、姑は離婚の話を進めてしまう。浪子は、夫への恋しさで涙にくれながら、死を迎える(**図13**)、というストーリーである。

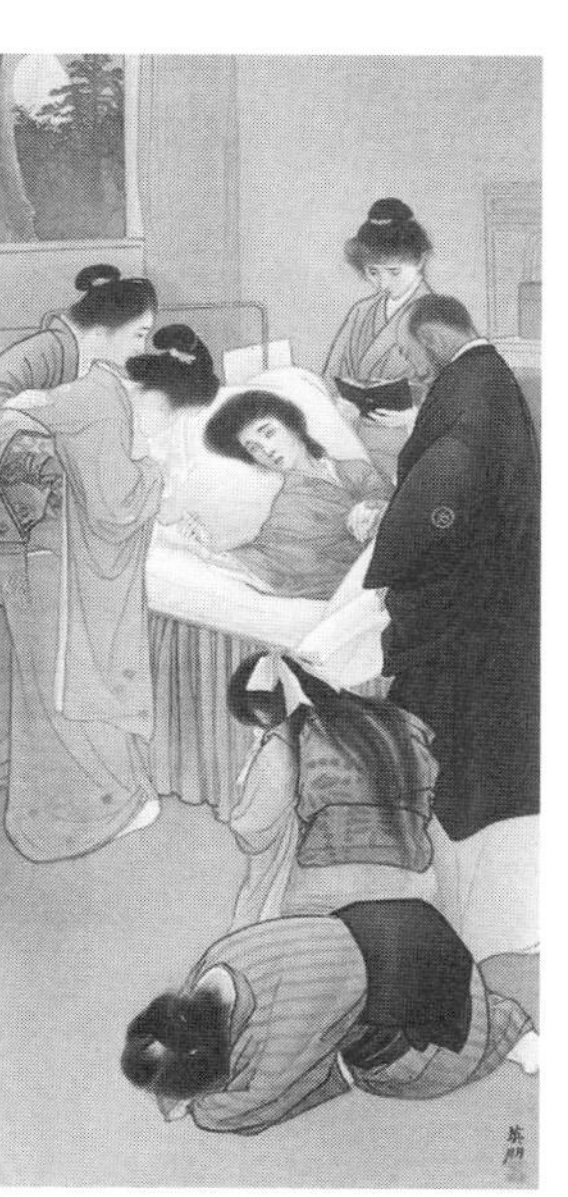

図13　『不如帰』絵看板（松本品子編『妖艶粋美――甦る天才絵師・鰭崎英朋の世界』国書刊行会，2009年）

本作では浪子の姑が、ヒロインの敵役を演じる。姑が嫁を隔離し離婚を迫る大義名分は、「家を存続させるため」だ。当時はまだ、個人の感情よりも家の存続が重視されたので、浪子と同じように、家のために犠牲になった女性はたくさんいた。

この小説は何度も舞台化されたが、そのたびに大勢の女性客が押しかけたようだ。浪子の臨終の場面の「もう二度と女になんぞ生まれはしない」というせりふのところでは、会場は浪子に同情する女性客のすすり泣きの声で満たされた。モデルになった大山信子の墓には線香が絶えることがなかったという。あまりの人気に、「浪子の唄」がつくられ、「浪子白粉（おしろい）」という化粧品までもが売り出された（**本章扉図版**）。

現代でも、ヒロインが不治の病いにかかっているという設定のドラマはよくある。こうしたドラマでは、不治の病は物語をより盛り上げるためのスパイスである。そのパターンをつくった、元祖・メロドラマがこの作品だ。ここには、日本のメロドラマの主要な設定が出そろっている。不治の病いに苦しむ女の純粋な愛情、母の子への愛、そして姑の嫁いびり。

ここで結核は、男女の関係を純粋なものにする役割を果たしている。本来、いかなる人間関係も、美しい側面だけでは終わらない。しかし、女の死期が迫っているということが、清濁まじりあった日常を、美しく純粋な時間へと押し上げる。ドラマでは、病気が日常を非日常に変えるのだ。このようなドラマのパターンを、闘病純愛ものと呼びたい。

この方法による代表的な成功作は、堀辰雄『風立ちぬ』(一九三六―三八)だろう。主人公の「私」と婚約者の「節子」との高原のサナトリウムでの日々は、彼女の死が刻々と迫っていることで、奇跡的な美しさを獲得するのである。

現代では結核は治る病気になった。しかし、白血病や癌、精神の病いなどに形を変えながら、この話型は現代のエンターテインメントのひとつの軸になっている。村上春樹『ノルウェイの森』(一九八七)などもこの型の現代的変奏と言えるだろう。

メロドラマの解体――横光利一『花園の思想』

一方、『不如帰』や『風立ちぬ』のようなメロドラマの世界を、解体してしまうような文学作品も発表されていた。横光利一の短編小説『花園の思想』(一九二七)だ。『花園の思想』でも、結核にかかって死んでゆく妻をサナトリウムでみとる夫が描かれており、その図式は闘病純愛ものにぴったりとあてはまる。しかし、ここには、死に直面するからこそ高まる純愛というものは見られない。たとえば、夫の目に映る妻の姿は、次のように描かれる。

今は、彼の妻は、ただ生死の間を転(ころが)っている一疋(ぴき)の怪物だった。［…］彼には横たわっている妻の顔が、その傍の薬台や盆のように、一個の美事な静物に見え始めた。

ここには、闘病もの恋愛小説にありがちな、恋人同士の愛情の高まりはみられない。妻は怪物のように見えたり、薬台や盆と同じモノのように見えたりする。お互いに理解しあったり、感情を通わせあうことも難しい。

長い間の看病で、夫の目に映る世界は変質してゆく。

その海の断面のような月夜の下で、花園の花花は絶えず群生した蛾のようにほの白い円陣を造っていた。そうして月は、その花花の先端の縮れた羊のような皺を眺めながら、蒼然として海の方へ渡っていった。／［…］湿った芝生に抱かれた池の中で、一本の噴水が月光を散らしながら周囲の石と花とに戯れていた。それは穏かに庭で育った高価な家畜のような淑やかさをもっていた。また遠く入江を包んだ二本の岬は花園を抱いた黒い腕のように曲っていた。そうして、水平線は遥か一髪の光った毛のように月に向って膨らみながら花壇の上で浮いて

いた。（傍線筆者）

夫の目に映る世界のなかでは、月や風景や植物ばかりが生々しくなってゆく。夜の花々は、羊の皺のように縮れ、蛾の群れのように円陣をつくっている。噴水は高価な家畜のように淑やかに戯れている。岬は黒く長い二本の腕のようにこの花園とサナトリウムを抱きしめ、水平線は髪のように膨らんでいる。このように、植物や風景が人や動物に近づくにつれ、人は逆にモノや植物に近づき始める。

つまり『花園の思想』では一貫して、人がモノや植物のように、モノや植物が人のように描かれるのである。それは、妻の死に直面しようとしている夫に、世界がそのように見えるからだ。ここには通常わたしたちが夫婦愛という言葉で思い起こすような感情もふるまいも、まったく見られない。

夫に世界がこのように見えてしまうのはなぜなのだろうか。語り手は「彼と妻との間には最早悲しみの時期は過ぎていた」と述べる。医者から妻の死の宣告を聞いた夫は、何度も医者を代えるが、そのたび「医者の死の宣告は事実と一緒に明克の度を加え」「彼は萎れてしまった。彼は疲れてしまった。彼は手を放したまま呆然たる蔵のように、虚無の中へ坐り込んだ」という。

「悲しい」「つらい」などと口に出したり、心の中で思ったりできるときは、自分の気持ちが少し整理され始めているときなのかもしれない。事態が自分の想定を超えているときには、悲しいのかつらいのか、自分でもわからないというくらい茫然とすることもあるだろう。『花園の思想』には、自分の感情を「悲しい」という言葉にまとめることができない、混乱のさなかにいる人に、世界がどう見えるかが書かれている。そこにこの作品の感動の源があるように思われる。

『花園の思想』は、堀辰雄『風立ちぬ』の一〇年ほど前に発表されている。『花園の思想』が発表されたのは、結核死亡者数が一回目のピークを迎えた頃、『風立ちぬ』が発表されたのは事態がさらに悪化していった頃である。愛する女性が結核で死んでゆくのを男性が見つめるというプロットも同じだ。

しかし、『風立ちぬ』では、主人公の関心は徹頭徹尾、自分がつくる物語にある。「死期の近い恋人との日々を見つめる自分」に焦点が当たっている点は『花園の思想』も同じなのだが、『花園の思想』では、事態を受け止めかねている夫に見える世界を再現することに、作者の努力が注がれる。

一方で、『風立ちぬ』では、婚約者の死を、彼女が生きているときからすでに、美しい物語に変容させようして「書く」作家の姿が前面に押し出される。目の前の現実が、書くために存在するものと受け止められている点で、『風立ちぬ』はきわめて私小説的だ。ただし、これは甘美な物語に現実をつくりかえることで、現実から自分の身を守ろうとする行為でもある。そのような作家の弱さをも『風立ちぬ』は書いている、と見ることもできる。

しかし、作家の「書く」営みがせりあがってくるにつれ、生身の恋人の姿は、読者からも作家からも消去される。まさにそのことによって、愛する女の死は、どこか自閉的な「美しい物語」になるのだ。そこに『風立ちぬ』とメロドラマの共通点がある。この点から評価すれば、死にゆく妻の姿が、「怪物」や「静物」に見えてしまう夫の心を描いた『花園の思想』は、こうした型を根本的に解体してしまっていると言えるだろう。

2 志なかばにして――立志青年の英雄的悲劇

田山花袋『田舎教師』――地方青年とメディア熱

結核がつくる物語の代表的なパターンのひとつは、高い志を持ちながら病いに斃れる有為の青年の悲劇である。たとえば、森鷗外『羽鳥千尋(はとりちひろ)』(一九一二)は、医師を志す優秀な青年が結核に斃れる様を、満腔の同情をもって描いている。このような青年は実際にも数多くいた。

よりリアルに、地方の青年を描いているのが田山花袋『田舎教師』(一九〇九)である。主人公の小林清三は、中学校を卒業後、進学の望みが叶わず地元で小学校教師を始める。しかし、いつかここから抜け出してみせると心のなかでは思っており、日々の生活に自足する地元の人たちや同僚に対して、憐みや焦りを感じる。

『田舎教師』はメディアの物語だ。清三の心を躍らせるのは、『明星』『文芸倶楽部』といった文芸雑誌や、かつて早稲田で学んだ和尚さんから借りる『むさし野』などの文学作品である。中学校の友人たちと文芸雑誌を創刊するが、仲間はやがて進学・上京したり、熱意を失ったりしてゆく。

清三は、自分が何をやりたいのか、はっきりつかめない。新体詩や音楽に手ごたえを感じ、一大決心をして上野の音楽学校を受験するが失敗する。

この頃から生活が崩れ、遊郭の女に入れあげて経済的にも破綻し、やがて病いに襲われる。結核とわかったときには手遅れで、日露戦争のさなかに息を引き取る。しかし清三は最後まで、戦況を伝える新聞を手放さない。彼の最後の言葉は「母(おっか)さん！　遼陽が取れた！」である。

花袋は、清三の弱さをよく描いている。清三は、東京からやってくる新聞や雑誌に鼓舞され、田舎に埋もれることなく名を成さねばと、身もだえしている。しかし、ではいったい何をするのか、その方向はきわめてあいまいだ。文学を読み、詩をつくり、作曲し、絵を描くなかで、音楽に手ごたえを感じて東京音楽学校を受験するが手も足も出ない。彼の「受験準備」とは、自作の唱歌を小学生に披露するといったことでしかなかった。

しかし、清三はこの時代の青年たちの典型だ。国を挙げて西洋化に邁進した明治期、専門的な教育は都市でしか享受することができなかった。そのうえ、受験のための情報は、地方では圧倒的に少なかった。「遊学案内」の類も数多く出版されたが、ラジオもテレビもインターネットもない時代、行ってみないとわからないことの方が多かったのである。

地方社会の現実

物語は、地方社会の幅広い階層の人々を、埼玉・羽生(はにゅう)の風俗と四季を背景に描き出しており、読者は地域社会全体の雰囲気を知ることができる。地方での暮らしに満足している校長、寄宿先の和尚、友人の荻生。高等学校受験に成功して進学し、清三が気になっていた美穂子との恋愛も軌道に乗せた、前途洋々の友人・郁治。

その一方で、東京の文士らが夢にも知らなさそうな、地方の下層の人々も活写される。場末の遊郭の女。凍死した物売り。強姦された子守り。清三の実家も、母の内職でようやく食べている状態だ。日露戦争に出征し、やがて遺体となって戻った人々には、農家の次男三男が多かった。明治社会の冷徹さが、これでもかと描き出される。

志はありながら、目標を明確につかめず、貧困のなかで崩れてゆく清三の姿はリアルだ。清三は、戦前期の地方インテリの風刺画でもあるだろう。

実は清三にはモデルがいる。花袋が、羽生で住職をしている友人・太田玉茗(おおたぎょくめい)を訪ねたとき、以前そこに寄宿していた小林秀三の姿が見当たらないことに気づく。尋ねると、日露戦争のさなかに結核で亡くなったという。花袋は、秀三の残した日記を、太田から借りる。そこには、この時期の地方青年の欲望と挫折が、つぶさに記されていた。

しかしもちろん、花袋には作為がある。『田舎教師』では、清三の結核による死は、彼の遊郭通いと隠微に関連づけられているが、秀三の日記には見られない。遊郭通いのあと清三は微熱や寝汗に悩み、身心の消耗を自覚しはじめる。周りに結核の者は誰もいない。つまり、清三の発病は、自業自得あるいは因果応報、と読めるような書き方がされている。

わたしたちの失敗の物語

しかし花袋は清三を、ばかな失敗者としては終わらせない。本作のクライマックスは、彼の死が日露戦争と重ねられてゆく部分だ。清三の死は、日露戦の勝利に人々が夢中になるなかで、ひっそりと訪れるのだ。太田は花袋に「遼陽陥落の日に、[…]日本の世界的発展の最も光栄ある日に、万人の狂喜している日に、そうしてさびしく死んで行く青年もあるのだ。事業という事業もせずに、戦場へ兵士となってさえ行かれずに」(前田晁「岩波文庫版解説」)と語ったという。つまり、無名人の死が、ラストで歴史状況と接続されるのだ。この重なりによって、読者はどこに連れてゆかれるのだろう。

本作では、三人称の語りが採用され、語り手は物語世界のすべてを見通す神の視点を維持する。しかし同時に、物語は一貫して清三の視点から展開する。彼が見たものしか読者は見ることができない。そのため、読者は清三に感情移入して、物語世界を旅することになる。

一方で、三人称の語りは、清三を、弱さや甘さのある等身大の青年として描いている。このように、清三を内側と外側から描くことで、無名青年の失敗の物語は、わたしたちの失敗の物語になる。

そして、清三の重症化と死が、日露戦争と重ねられることによって、物語世界は、地方社会から日本／世界へと、クローズアップのカメラがラストシーンでロングショットに切り替わるように、パースペクティブを獲得する。「無名青年の死」は、「わたしたちの時代」のなかに、明確な位置を獲得する。つまり、「戦死」に並ぶ墓碑銘を獲得するのである。言い換えれば、清三の**ゆるさ**は、許され、格上げされ、悲劇化されている。これが、地方の読者にとって心地よいものになった可能性は否定できない。

本作は、有為の青年の死が、彼を助けようとする年長男性の目線から描かれる『羽鳥千尋』より、ずっとほろ苦い。花袋は結核で斃れる青年を、わたしたちの失敗として、もうひとりのわたしの死として、描き出した。鷗外が結核による青年の死を、エリートの悲劇として示したとすれば、花袋は地方青年の悲劇として、より等身大のドラマにしてみせたといってもいいだろう。

ただし、ここで確認をしておきたいのは、これがあくまで男性のドラマであるという点だ。前途有望で志に満ちた若者とは、男性に限られる。この意味で、結核は、かかった人の男性性を強めるものとして扱われている。

3　貧困と「過激思想」――共産主義・無政府主義・テロ

〝肺病の者は赤くなる〟

結核は貧困の病であるという見方も一般的だった。『不如帰』や『風立ちぬ』のヒロインたちのように転地療養できる人はごく一部で、大部分の患者は、病んでもそのまま働き続けた。働けないほど重篤になってはじめて医者に診てもらう人も少なくなかった。

こうした事情から、結核患者には、高原のサナトリウムで療養する裕福な人というイメージと同時に、「結核にかかる人には貧しい人が多い」、「結核にかかったことで職を失い困窮する人が多い」、そして「苦しい生活を送るなかで共産主義思想に共鳴する人も多い」との見方もあった。正木不如丘(まさきふじょきゅう)『診療簿より』(一九三八)には、「肺病の者が赤くなるのが多い」と述べる人物が登場する。

「あいつ赤くなってね、半年近くブチこまれて居たんだよ。［…］又ぐれられるよりは、無駄使いをされる方が安心なのでね」
「なって居らん。そんな弱い親だから、息子も赤くなったのだ」
「或はそうかも知れんが、君肺病の者が赤くなるのが多いって云う事だが」
「馬鹿を云い給うな。肺病を不治だと思ったり、又周囲でそう思うから赤くなるのだ。肺病が癒るとさとれば赤い色だってさめて来るさ。［…］」

ここでは、共産主義思想への共鳴とは甘えた息子が「ぐれ」ることであり、それは結核が「不治」と思いこむ絶望の産物とされる。作者の正木は、堀辰雄が実際に婚約者と過ごしたサナトリウム「富士見高原療養所」の所長である。

夢野久作『ココナットの実』（一九三二）は、高利貸しの愛人の女性が、共産党活動家の青年「ウルフ」からダイナマイトを手に入れ、高利貸しを暗殺するという話である。この青年は重い結核を患っているが、共産主義思想に共鳴する高邁な人物ではなく、激しやすく無鉄砲なだけの男として描かれる。そして、その刹那的な生き方は、進行した結核と表裏一体のものとされている。

青黄色い、骸骨みたいに瘠（や）せこけた青年で、バラ〱と乱れかかった髪毛（かみのけ）の下から、眼ばかりが薄暗く光っていた。唇だけが紅をつけたように真赤なのも此の青年の特徴だった。[…]けれどもカンジンの共産党の主義の話になると、ウルフの頭がわるいせいか、まるっきりチンプンカンプンなので困ってしまった。ウルフはただ小器用なのと、感激性が強くて無鉄砲なだけが取り柄の人間らしかった。

「……だから僕は一文も無いのだ。おまけに親ゆずりの肺病だから、生命だってもうイクラも無いようなもんだ。その上にあんたから毎日こうして虐待されるんだからね。」

労働者を守る法律も、福祉政策も健康保険制度も不十分だったこの時代、結核になっても転地療養など叶わず、たとえば石川啄木のように、一家が結核で次々に斃れることも珍しくはなかった。

殉教者としての結核患者

プロレタリア文学には、こうした人々を「殉教者」として描き出すものがある。明治の立志青年の悲劇でも、結核は貧困と結びついているのだが、貧しさそのものよりも、それに負けずに志を貫く男性の英雄性に焦点があてられていた。大正から昭和にかけてのプロレタリア文学においては、貧困そのものが、階級的自覚とともに特別な意味を持つのである。

たとえば葉山嘉樹『淫売婦』(一九二五)には、男たちが、結核と癌を併発して死にかけている女を、裸にして見世物にすることで金を稼ぐ、という話が登場する。

航海を終えたばかりの船員の「私」は、ポケットに金を入れて横浜の南京町をぶらぶらしている。そこに「小さな、蛞蝓（なめくじ）のような顔をし」た男が近づき、「若い者がするだけの楽しみを、二分（ぶ）で買う気はねえかい」と持ちかける。連れてゆかれた倉庫街の裏通りの「鰮（いわし）の罐詰の内部のような感じのする部屋」では、猛烈な臭気のなかに女が横たわっていた。

> ビール箱の蓋の蔭には、二十二三位の若い婦人が、全身を全裸のまま仰向きに横たわっていた。彼女は腐った一枚の畳の上にいた。そして吐息は彼女の肩から各々が最後の一滴であるように、搾り出されるのであった。
> 彼女の肩の辺から、枕の方へかけて、未だ彼女がいくらか、物を食べられる時に嘔吐したらしい汚物が、黒い血痕と共にグチャグチャに散（ちら）ばっていた。髪毛がそれで又固められていた。それに彼女の［二字不明］ねばりついていた。そして、頭部の方からは酸敗した悪臭を放っていたし、肢部からは、癌腫（がんしゅ）の持つ特有の悪臭が放散されていた。こんな異様な臭気の中で人間の肺が耐え得るかどうか、と危ぶまれるほどであった。彼女は眼をパッチリと見開いていた。そして、その瞳は私を見ているようだった。が、それは多分何物をも見てはいなかっただろう。

女を見世物にする男たちに、主人公は怒りを感じる。しかし、実は女も男らも「皆が病気」で、それが、経済的にも精神的にも、彼らが連帯して生きる唯一の方法であったことを知る。そして主人公は、裸体をさらす女に殉教者の姿を見るのである。

私は淫売婦の代りに殉教者を見た。
彼女は、被搾取階級の一切の運命を象徴しているように見えた。

結核が貧困と深く結びついていることは、序章でみた警視庁統計にもあらわれていたが、プロレタリア文学では、最下層の汚辱のなかにこそ、光明が見いだされるのである。

汚辱のなかの光明、という構図は、島木健作『癩』(一九三四)にもみられる。共産党員の大検挙で拘束された主人公の太田は、獄中で喀血し、病舎に移される。共産主義者の結核患者である太田は、結核にかかった他の囚人たちとは別に、ハンセン病の囚人たちと隣り合った獄舎に収容される。そこで太田は、かつての同志・岡田に出会う。岡田は、思想を捨てないために七年以上も収監され、ハンセン病も進行している。しかし岡田は、泰然自若として、思想に生きる決意を太田に述べるのである。

「僕は今までの考えをすててはいない、……」［…］岡田にあっては彼の奉じた思想が、彼の温かい血潮のなかに溶けこみ、彼のいのちと一つになり、脈々として生きているのである。それはなんという羨やむべき境地であろう！［…］太田は岡田を畏敬し、羨望した。しかしそうかといって、彼自身は岡田のような心の状態には至り得なかった。岡田の世界は太田にとってはついに願望の世界たるに止まったのである。

獄中でハンセン病に侵されながらも転向しない岡田の姿は、太田にとって偉大なものだ。しかし、岡田の境地は、太田にとってはうかがい知れないものでもあった。

物語は、重症化によって刑の執行停止が決まった太田が、担架で運び出される場面で終わる。これは、囚人の臨終が近い場合に獄中死を避ける措置であると作中で語られており、太田の死が暗示されている。

葉山作品でも島木作品でも、苦難の底にある者に光明を見るというテーマが明確だが、いずれも理念にとどまる弱さも見られる。

4　ふだんは見えないものが——鋭敏な感受性のしるし

健康な人の目に見えないところ

結核を患うと感覚が鋭くなり、健康な人が見えないものが見えてくる、という見方も広く見られた。医師で歌人の斎藤茂吉は、次のように書いている。

総じて結核性の病に罹ると神経が雋鋭(しゅんえい)になって来て、健康な人の目に見えないところも見えて来る。末期になると、病に平気になり、呑気になり、将来に向っていろいろの計画などを立てるようになるが、依然として鋭い神経を持っている。それであるから、健康の人が平気でやっていることに強い『厭味』を感じたり、細かい『あら』が見えたりする。

（『結核症』一九二六）

結核患者の感覚が、健康な人とは大きく異なる例として、茂吉はふたつのパターンを挙げる。ひとつめは正岡子規や国木田独歩の場合である。

子規のものは、センチメンタリズムから脱却しているが、感慨が露(あら)わでなく沈痛の響に乏しいのは、単に俳人としての稽古から来ているのでなく、疾病から来ているのである。このへんが芭蕉のものと違う点であって、子規は芭蕉の句にも随分厭味と思わせぶりとを感じているのである。このへんの事は私にはなかなか面白い。

独歩も、もとは甘い恋の新体詩なども作ったのであるが、それがだんだん除れて行った。子規ほど病牀生活で苦しまなかっただけ、呑気ではなく、鋭いところが未だ消えずにいる。石川啄木などでもやはり同じ径路を取っている。

（同前）

ここには、結核に関する複数の見方が混在している。ひとつは、「厭味」や「思わせぶり」を強く感じる点。もうひとつは、「末期になると」「鋭いところが」「消え」て「呑気にな」る、という点である。いずれにせよ、茂吉は、子規・独歩・啄木はいずれも、結核の病状が重篤になってゆくことによって、センチメンタリズムや「厭味」な文体から脱却した、と見るのである。

これに対し、より主観的・抒情的に感慨を表現する例として、高山樗牛（たかやまちょぎゅう）や綱島梁川（つなしまりょうせん）の場合が挙げられている。

そこに行くと樗牛とか梁川などは、趣が違う。「我が袖の記」から「清見潟の記」になると余程平淡になって来ているが、やはり感慨が露わに出ている。前二者の客観的なのに較べて主観的であり、抒情的である。樗牛がニイチェから日蓮に行って、アフォリスメン風の文を書いているとき、梁川は荘重で佳麗な見神(けんしん)の文章なんかを書いている。是等はおなじく、神経の雋鋭になったための一つの証候であるが、これは気稟(きひん)に基づく方嚮(ほうこう)の違いであると謂っていいだろう。樗牛でも梁川でも若くて死んでいるが、健康な人には出来ない点がやはり存じている。（同前）

樗牛も梁川も、修辞を凝らした美文調で、抒情的な評論文を書き、明治の青年の心をとらえた評論家である。文体としては、子規が写生文というジャンルを創りだした際に、敵として攻撃をした流派にあたる。

つまり茂吉は、まったく相反する文体と流派の特徴を、いずれも結核の帰結として説明しようとしているように見える。通底するのは、感覚や感情が増幅される点だ。茂吉のような、いわば「結核決定論」は、文学のみならず医学的言説から一般的な印象論に至る広い領域で共有され、様々に変奏された。

めまぐるしく変わる感情

たとえば、先に引用した杉田直樹「結核と精神異常」も、結核は人の神経や感情を過敏にし、その結果過激な思想が生まれると説明する。

高山樗牛や幸徳秋水が、その痼疾たる肺結核のためにその思想を著るしく影響せられたらしいという事は、その当時から世人の口に上ったことである。朴烈[筆者注―朝鮮人の反日活動家。関東大震災後、天皇暗殺をはかったかどで逮捕され、二〇年間を獄中で過ごした]にもこの病気のある事はすでに屢々新聞紙上にも伝えられた。[…]徒らに感傷的となってただむしょうやたらに、もがき抜きたい捨鉢な気分にもなる。[…]感傷的となり、感情刺戟性となり、些細の事に泣き易く、怒り易く、又愚痴ぽくなり、しかも機嫌が著るしく変り易くなる。失望しているかと思うと又時には急に元気づいてはしゃぎ出す様な事がある。

(杉田直樹「結核と精神異常」、『白十字』一九二八・六)

『檸檬』(一九二五)や『冬の日』(一九二七)など、梶井基次郎の結核を扱った一連の作品は、こうした主張に合致する例と言える。たとえば『冬の日』では、重い結核に苦しむ日々のなかで、「見ること」が変質する体験が語られる。

冬陽は郵便受のなかへまで射しこむ。路上のどんな小さな石粒も一つ一つ影を持っていて、見ていると、それがみな埃及（エジプト）のピラミッドのような巨大（コロッサール）な悲しみを浮かべている。――低地を距（へだ）てた洋館には、その時刻、並んだ蒼桐の幽霊のような影が写っていた。向日性を持った、もやしのように蒼白い堯（たかし）の触手は、不知不識（しらずしらず）その灰色した木造家屋の方へ伸びて行って、其処（そこ）に滲み込んだ不思議な影の痕を撫でるのであった。彼は毎日それが消えてしまうまでの時間を空虚な心で窓を展（ひら）いていた。

死期を遠くないものと感じる主人公・堯の視覚は、路上の石粒に「巨大な悲しみを浮かべ」た「埃及のピラミッド」を感じとる。堯のまなざしは「もやしのように蒼白い」「触手」となって、灰色の木造洋館にできた不思議なかたちの影を撫でる。梶井文学の魅力のひとつは、こうした五感の増殖にあるが、それは長く結核と結びつけて語られてきた。

*

ここまで結核を描いた文学作品を、四つの類型から検討してきた。まず確認できるのは、結核が蔓延した数十年という長い期間にわたって、結核が「意味するもの」として、非常に雄弁な記号として機能したことだ。

これらの作品において、結核が人をどのような精神状態にするか、その内容には幅があるものの、共通しているのは「代替世界の提示」を可能にする、という点だろう。結核は、いま目の前にある現実とはちがう、可能性のなかの「もうひとつの選択肢」や「もうひとつの世界」を創り出す跳躍台になっている。言いかえれば、文学作品は、結核をドラマにしようとした。それは要するに、患者の姿を非日常的なものにすることだ。

現実生活において、結核にかかることは多くの人にとって、貧困への転落や、生活の行き詰まりを意味した。文学は、こうした現実を反転する価値を、結核に与えようとしたのである。ただし、そのような価値づけが、どんな読者に力を持ったのかは、注意深く見極める必要がある。

第4章

病む私の日常を綴る
——書くことと結核

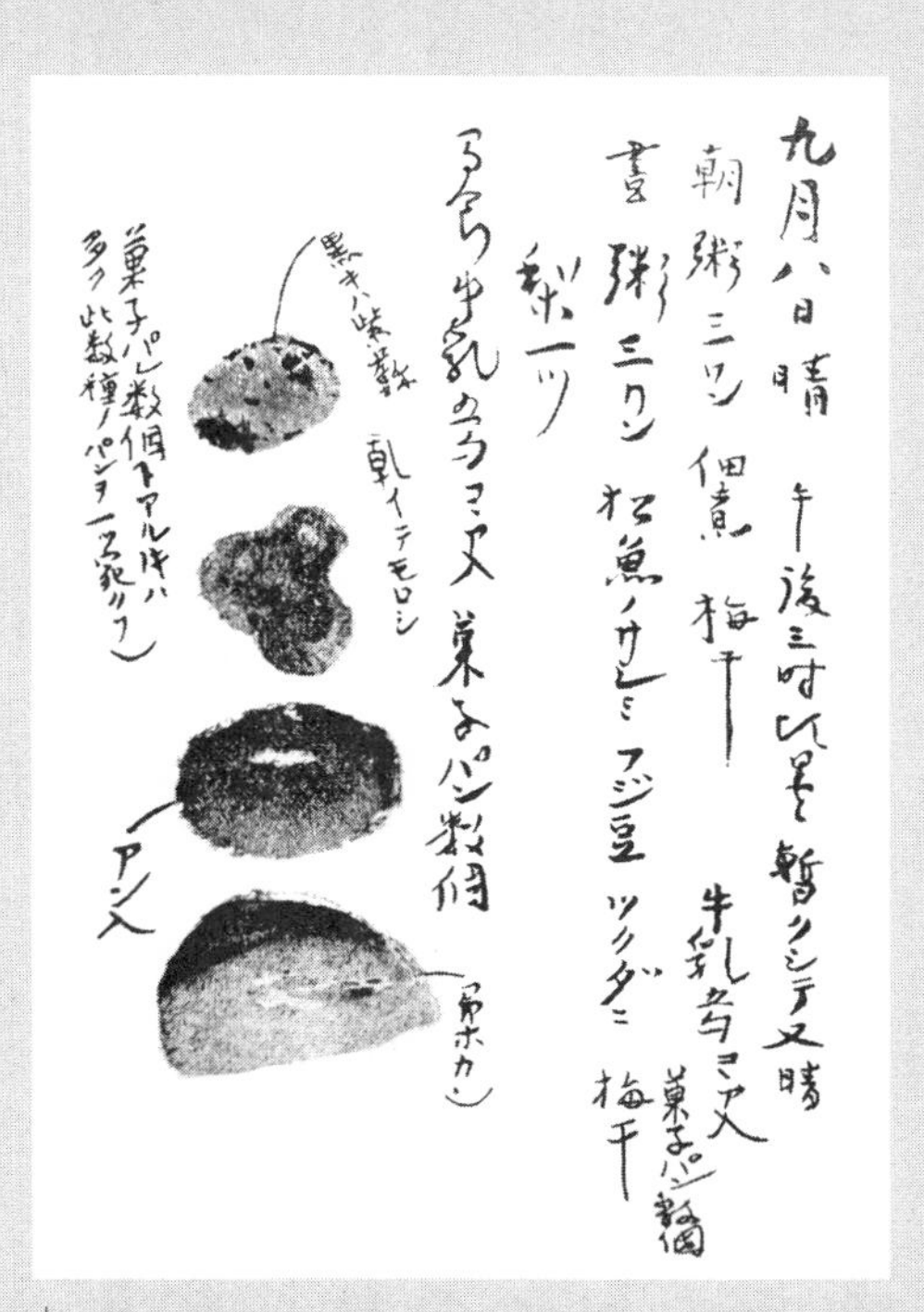

『仰臥漫録』より，結核で亡くなった正岡子規の1901年9月8日の食事の記録．間食の菓子パンの図には「黒キハ紫蘇」「乾イテモロシ(脆し)」「アン入」「柔(やわら)カ」と添えられている(『子規全集 第11巻』講談社、1975年)

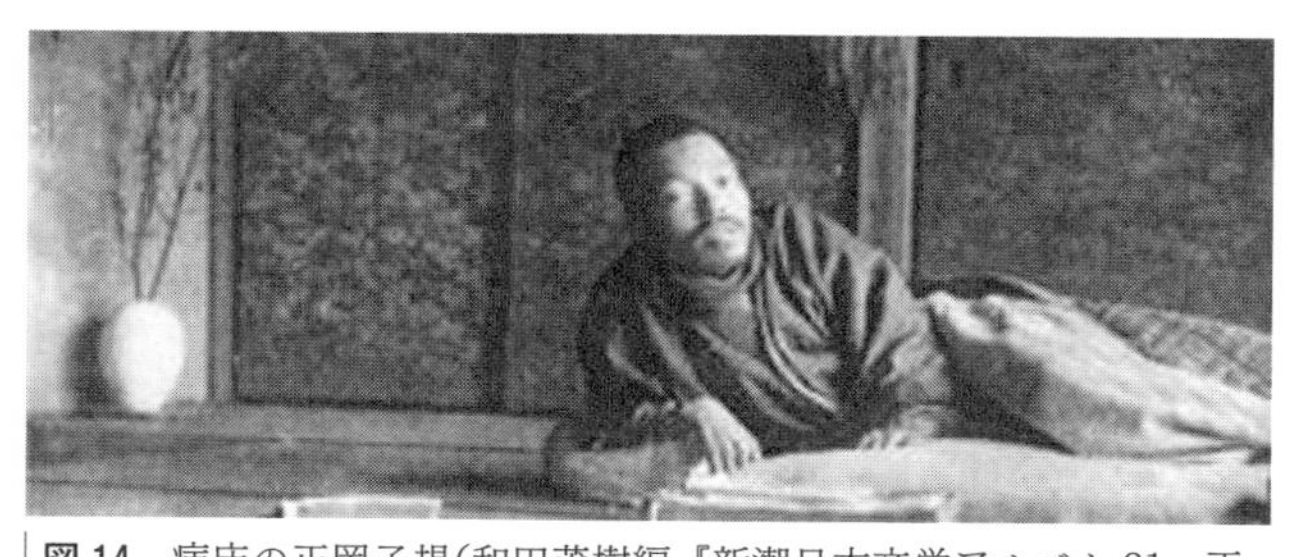

図 14　病床の正岡子規(和田茂樹編『新潮日本文学アルバム 21　正岡子規』新潮社，1986 年)

1　見ることの凄味——正岡子規の絶筆

九月十四日の朝

結核を描いた文学には、第3章でみたように様々な類型が見られるが、患者とは特別な人で、病むことは非日常であるとされている、という共通点がある。しかし慢性の病いを患う者にとって、病いは日常だ。結核を日常として書いた人が正岡子規(**図14**)である。一八六七(慶応3)年、愛媛・松山に生まれた子規は、俳句や短歌の革新など、旺盛な文筆活動によって多彩な功績を残した、明治を代表する文学者である。子規は、第一高等学校に在学中の二一歳のときにはじめて喀血し、自分の命が長くはないことを覚悟する。その後、一九〇二(明治35)年に三四歳で亡くなるまで、募る病勢と競争するかのように、数々の作品を発表しつづけた。子規の文学的活動のほぼすべては、結核とともにある生活のなかで実践されたものだ。

子規は亡くなる前に、次のような文章を口述し、門人の高浜虚子に書き取らせた。絶筆と呼んでよいものである。

余は四五日前より容態が急に変って、今迄も殆ど動かす事の出来なかった両脚が俄に水を持ったように膨れ上って一分も五厘も動かす事が出来なくなったのである。[…]余は屢種々の苦痛を経験した事があるが、此度の様な非常な苦痛を感ずるのは始めてである。[…]顔はすこし南向きになったままちっとも動かれぬ姿勢になって居るのであるが、其儘にガラス障子の外を静かに眺めた。[…]正面には女郎花が一番高く咲いて、鶏頭は其よりも少し低く五六本散らばって居る。秋海棠は尚衰えずに其梢を見せて居る。余は病気になって以来今朝程安らかな頭を持て静かに此庭を眺めた事は無い。嗽いをする。虚子と話をする。南向うの家には尋常二年生位な声で本の復習を始めたようである。やがて納豆売が来た。

(『九月十四日の朝』)

子規が亡くなったのは、この五日後である。それは、結核死亡者数が、数万人から十数万人へと急速に増えてゆく、長い感染拡大期のさなかだった。

ここで子規は、「実際に見たことをありのままに」という、写生文についてのみずからの定義を実践しているわけだが、下肢の浮腫という結核の末期症状を呈し、まさに死に赴きつつある自分自身と、病床の自身の耳目に入ったものを、「ありのままに」描くという至難の業を実践する筆致は、ほとんど宗教的な深みと緊張感とをはらまずにはいない。写生文の極北と言えよう。

このとき子規のからだには、結核の進行により、「蜂の巣のように」穴があいていた。見ないようにしていた腹の穴を、医師の診察時に見たら、小さい穴だと思っていたのにとても大きい。子規は恐ろしくなって泣いてしまう。子規の日課は、これらの穴から出る膿で汚れた包帯を、一時間ほどかけて妹の律にとりかえてもらうことである。便通をこらえたりいきんだりすることもできないので、このとき便も出る。穴は触れると飛び上がるほど痛い。膿は歯茎からも出る。

> 繃帯は毎日一度取換える。これは律の役なり。尻のさき最も痛く僅に綿を以て拭うすら猶疼痛を感ずる。背部にも痛き箇所がある。それ故繃帯取換は余に取っても律に取っても毎日の一大難事である。此際に便通ある例で、都合四十分乃至一時間を要する。
>
> 肛門の開閉が尻の痛所を刺戟するのと腸の運動が左腸骨辺の痛所を刺戟するのとで便通が催された時之を猶予するの力もなければ奥の方にある屎をりきみ出す力も無い。只其出るに任するのであるから日に幾度あるかも知れぬ。[…]／歯齦から出る膿は右の方も左の方も少しも衰えぬ。
>
> （『仰臥漫録』一九〇一年一〇月二六日）

晩年の私記録『仰臥漫録』（一九〇一—〇二）の中心は、食べたもののリストだ。最後の誕生日になると覚悟した一九〇一（明治34）年九月には、料理屋から二人前の出前をとり、母と妹と三人で食べたことが記されている。

〝あきらめるより以上の事をやる〟

子規が、死の直前まで新聞『日本』に発表しつづけた随筆『病牀六尺』の内容は、住む町の様子を伝える「根岸近況」や俳論など、いっけんとりとめのない話題に見える。しかし子規はこれを、背中や尻や腹に穴が空き、それらの穴からも歯茎からも膿が出て、ほとんど動くこともできない痛みに耐える日々のなかで書いている。痛みが強まるに従い、麻酔剤を用いるようになるが、次第にそれも効かなくなってゆく。それでも子規は、書き続ける。

子規は、自分は「あきらめるより以上の事をやって居る」のだと言う。

〔…〕比喩を以て説明するならば、ここに一人の子供がある。其子供に、養いの為めに、親が灸を据えてやるという。其場合に当って子供は灸を据えるのはいやじゃというので、泣いたり逃げたりするのは、あきらめのつかんのである。若し又た其子供が到底逃げるにも逃げられぬ場合だと思うて、親の命ずる儘（まま）におとなしく灸を据えて貰う。是は已にあきらめたのである。併しながら、其子供が灸の痛さに堪えかねて灸を据える間は絶えず精神の上に苦悶を感ずるならば、それは僅にあきらめたのみであって、あきらめるより以上の事は出来んのである。若し又た其子供が親の命ずる儘におとなしく灸を据えさせる計(ばか)りでなく、灸を据える間も何か書物でも見るとか自分でいたずら書きでもして居るとか、そういう事をやって居って、灸の方を少しも苦にしないというのは、あきらめるより以上の事をやって居るのである。

(『病牀六尺』一九〇二年七月二六日)

このように子規は、灸を据えられている間、本を読んだりいたずら書きをしたりして、灸の痛さを苦にしない子供を例に説明する。そして、「病気の境涯に処しては、病気を楽(たのし)むということにならなければ生きて居ても何の面白味もない」と述べる。

『仰臥漫録』には、苦痛と煩悶で異常な精神状態になることもたびたびあったことが、きわめて率直に書き留められている。

余は俄に精神が変になって来た「さあたまらんたまらん」「どうしようどうしよう」と苦しがって少し煩悶を始める　いよいよ例の如くなるか知らんと思うと益(ますます)乱れ心地になりかけたから「たまらんたまらん」と連呼すると母は「しかたがない」と静かな言葉、どうしてもたまらんので電話をかけう（ママ）と思うて見ても電話かける処なし[…]逆上するから目があけられぬ　目があけられぬから新聞が読めぬ　新聞が読めぬから只考える　只考えるから死の近きを知る　死の近きを知るからそれ迄に楽みをして見たくなる　楽みをして見たくなるから突飛な御馳走も食うて見たくなる　突飛な御馳走も食うて見たくなるから雑用（ぞうよう）[筆者注─雑費]がほしくなる　雑用がほしくなるから書物でも売ろうかということになる……………いやいや書物は売りたくない　そうなると困る　困るといよいよ逆上する

（『仰臥漫録』一九〇一年一〇月一三日）

枕元の硯箱のなかにある鈍い小刀と小さな錐（きり）を見ると、自殺欲がむらむらと起こる。隣室にあるはずの剃刀（かみそり）で喉をかければひと息で死ねるが、もう腹ばいになることもできない。この鈍刀と錐でなんとか死ねないかとあれこれ方法を考えるが、長く苦しむことが恐ろしくて果たせない。この文章のあとには、子規自身が描いた小刀と錐の絵が掲げられ、「古白曰来（こはくいわくきたれ）」の字が添えられている（**図15**）。藤野古白（ふじのこはく）は、子規の四歳年下のいとこである。俳句などに子規が驚くほどの文才を見せたが、二三歳のときに自殺した。子規は古白が自分を呼んでいるように感じたのである。

読むことも書くこともできなくなったとき、どうやって苦しみから逃れるかは、切実な問題だった。

古白日來

○病床に寝て、身動きの出来る間は、敢て病気を辛しとも思わず、平気で寝転んで居ったが、此頃のように、身動きが出来なくなっては、精神の煩悶を起して、殆んど毎日気違のような苦しみをする。此苦しみを受けまいと思うて、色々に工夫して、或は動かぬ体を無理に動かして見る。愈々煩悶する。頭がムシャ〳〵となる。もはやたまらんので、こらえにこらえた袋の緒は切れて、遂に破裂する。もうこうなると駄目である。絶叫。号泣。益々絶叫する、益々号泣する。その苦その痛何とも形容することは出来ない。寧ろ真の狂人となって仕舞えば楽であろうと思うけれどそれも出来ぬ。若し死ぬることが出来ればそれは何よりも望むところである、併し死ぬることも出来ねば殺して呉れるものもない。一日の苦しみは夜に入ってよう〳〵減じ僅に眠気さした時には其日の苦痛が終ると共にはや翌朝寝起の苦痛が思いやられる。寝起程苦しい時はないのである。誰かこの苦を助けて呉れるものはあるまいか、誰

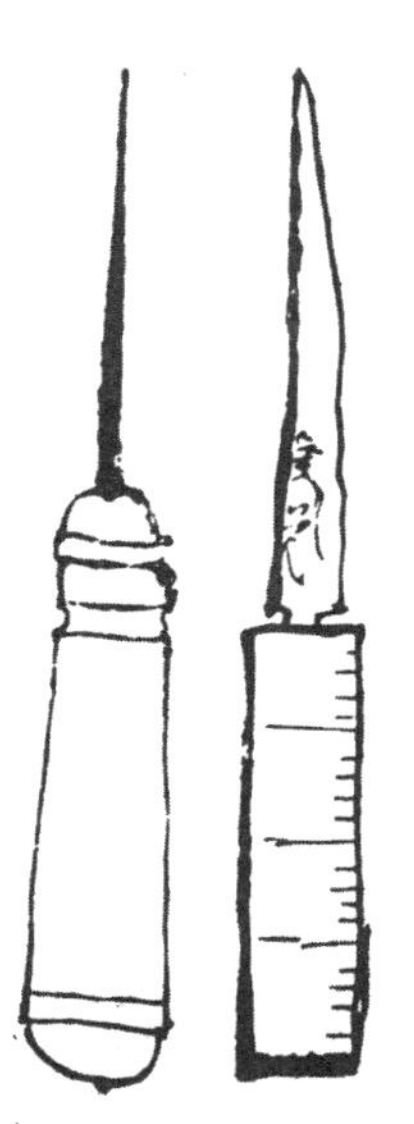

図 15 『仰臥漫録』より(『子規全集 第 10 巻』講談社, 1975 年)

かこの苦を助けて呉れるものはあるまいか。
（『病牀六尺』一九〇二年六月二〇日、傍点原文）

日常をつくる

読むことも書くこともできないとき、唯一「多少の苦を救」ってくれるのは、病床に来て「珍しき話」をしてくれる人である。どんな話題でもかまわない。自分の知らないものは、ことごとく興味深い。

このように見てくると、子規の随筆の意味が浮かび上がってくる。いっけんとりとめないことを綴っているように見える子規の随筆は、死を前にした自分を唯一救ってくれるものである。子規の言葉を借りるならば、それは「いかなる場合も平気で生きている」ことであり、「もうすぐ死ぬ」「痛い」「怖い」という非日常を、「今日は水曜日」「糸瓜（へちま）が大きくなったな」「秋海棠が咲いたな」と日常に置き換えていく作業だ（**図16**）。子規がやっている「あきらめる以上の事」というのは、全力をふりしぼって、「日常をつくる」ということではないだろうか。そしてそれは、「書くこと」によって可能

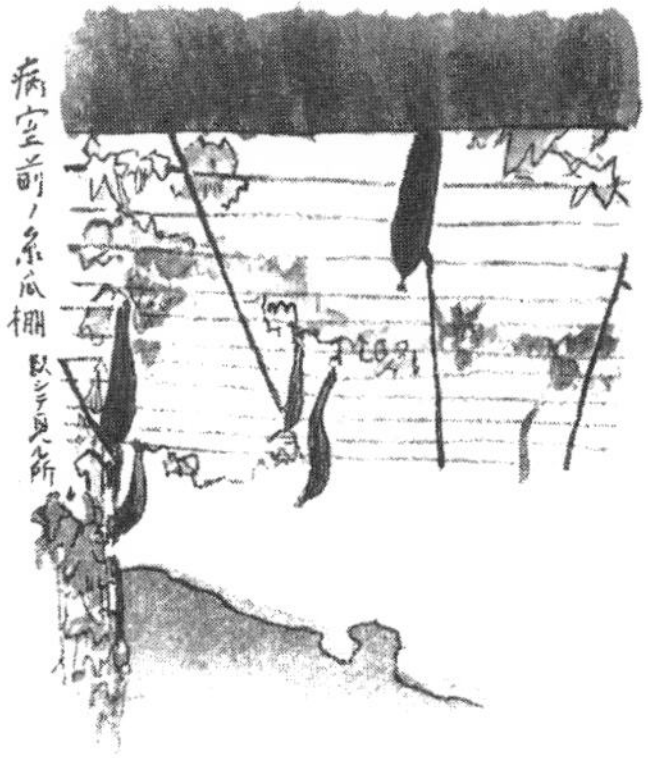

図16　『仰臥漫録』より．「病室前ノ糸瓜棚　臥シテ見ル所」と添えられている（『子規全集　第10巻』講談社，1975年）

になっている。

たとえば、『病牀六尺』の最後から二つ目の記事は、動物園での江戸っ子と田舎者のふるまいの違いについてである。

○芭蕉が奥羽行脚の時に、尾花沢という出羽の山奥に宿を乞うて馬小屋の隣にようよう一夜の夢を結んだ事があるそうだ。ころしも夏であったので、

蚤虱馬のしとする枕許

という一句を得て形見とした。しかし芭蕉はそれ程臭気に辟易（へきえき）はしなかったろうと覚える。○上野の動物園にいって見ると(今は知らぬが)前には虎の檻の前などに来ると、もの珍らし気に江戸児のちゃき〳〵などが立留って居て、鼻をつまみながら、くせえ〳〵などと悪口をいって居る。其後へ来た青毛布のじいさんなどは一向（いっこう）匂いなにかには平気な様子で唯虎のでけえのに驚いて居る。

（『病牀六尺』一九〇二年九月一五日）

ここには、発見がある。嗅覚に関する俳句表現と、現代の江戸っ子と地方人の違いに関する好奇心と、その好奇心を満たす発見の喜びがある。

そして子規は、この「好奇心」をもって世界を眺め、「発見の喜び」を見出そうという態度を、

自分自身に向けるのである。

○余は今迄禅宗の所謂悟りという事を誤解して居た。悟りという事は如何なる場合にも平気で死ぬる事かと思って居たのは間違いで、悟りという事は如何なる場合にも平気で生きて居る事であった。

（同前、一九〇二年六月二日）

○人間の苦痛は余程極度へまで想像せられるが、しかしそんなに極度に迄想像した様な苦痛が自分の此身の上に来るとは一寸想像せられぬ事である。

（同前、一九〇二年九月一三日）

これは愚痴や悲嘆ではなく、わが身を実験台にした、人間性の観察と発見である。書物で得た様々な情報が、自分の身の上に現実に起こることを予想できない、人間の認識の傾向と限界。それをはるかに超える現実の到来。人の想像力の傾向や限界に関する、尽きぬ好奇心と発見を、死を目前にした子規は語っているのだ。

2　日常の発見、地方の発見——写生文・日記文運動と投稿文化

型から観察へ

その後の歴史の流れを見るとき、子規のスタイルには、深い意味があったと感じる。『病牀六尺』と同じ時期に、子規は雑誌『ホトトギス』(図17)で、「写生文」や「日記文」の投稿を読者に呼びかけていた。子規はそれまで主流を占めていた、華麗なレトリックで飾られた文章の一新を求めた。

写生文が現れた時代においては、文章とは、伝統的な表現の型をよく知り、巧みに使いこなす技であると多くの人は考えていた。表現の型とはたとえば、山を描くなら「一山尽きてまた一山」とか、郊外に遠足に出かけたら「一瓢(いっぴょう)を携えて墨堤(ぼくてい)に遊ぶ」というような、紋切り型のフレーズである。

子規が、見たままを書くことを推奨し、それが浸透していくまでは、文章とは古典から型を学び、その型をアレンジすることだった。書く人の実体験とは関係なく、歴史のなかで培われた美意識や表現スタイルや着眼点を、新しいセンスで切り替えるのが、腕の見せ所だった。

これに対し、写生文は、伝統的な表現の型を打ち壊す運動として興った。子規は、写生文の特徴を、自分が実際に観察したことを一人称の視点で言文一致体によって報告する点に求めている。

そして、須磨の景色を描く場合を例に挙げ、次のように説明している。

山水明媚風光絶佳、殊に空気清潔にして気候に変化少きを以て遊覧の人養痾の客常に絶ゆる事なし。

など書きたりとて何の面白味もあらざるべし。[…]

夕飯が終ると例の通りぶらりと宿を出た。燬くが如き日の影は後の山に隠れて夕栄のなごりを塩屋の空に留て居る。街道の砂も最早ほとぼりがさめて涼しい風が松の間から吹いて来る。[…]

の如く作者を土台に立て作者の見た事だけを見たとして記さんには、事柄によりて興味の浅深こそあれ、とにかく読者をして作者と同一の地位に立たしむるの効力はあるべし。

(「叙事文」、『日本附録週報』一九〇〇・一)

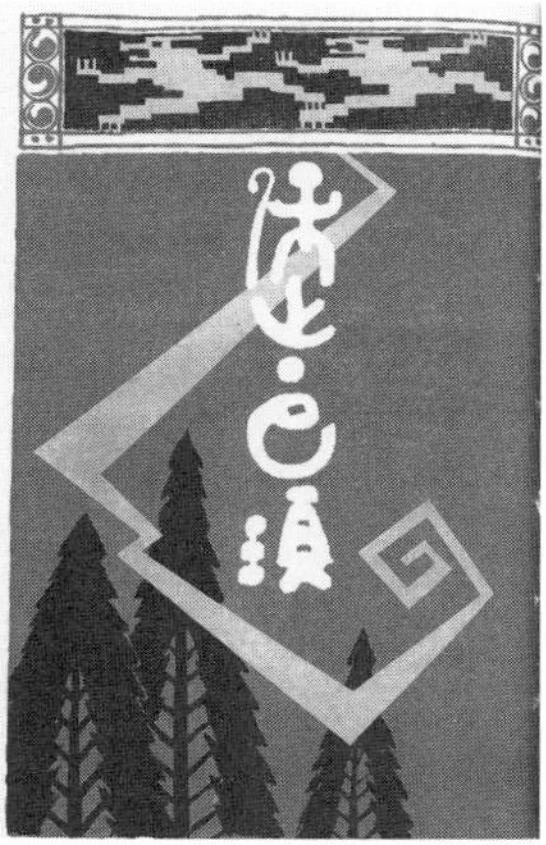

自分が見たものだけを、ありのままに報告せよと言うのである。

図17 『ホトトギス』4巻3号表紙(天理大学附属天理図書館蔵)

ここで重要なのは、子規が、個人の日常を、書くに値するものとして発見していることである。同時に、地方色を、報告に足る興味深いものとして提起したことである。さらには、書くことのハードルを下げ、民主化したことである。

それまでの古典的な表現においては、書き手の目の前にある個別の対象の違いは、主要な関心事にはならない。描く対象の個別性でなく共通性が追求される。様々な山の違いではなく、「山というもの」を書こうとするのだ。そのため、地方の風景の個別的な描写は、紀行文や地誌の対象にはなっても、美や典型を追求する文学や絵画の関心の対象にはならなかった。

これに対し、子規は、自分が見たものを、平易な表現で報告することを求める。実体験として書けば、視点が限定されて全体を描きつくすことはできない。しかし、その方がリアルでよいのだ、と子規は言う。そして、炎熱がおさまり夕映えに包まれる塩屋の空と街道、松林からの涼しい風など、旅先の散歩で感受したものを読み手の五感に訴えるスケッチにして、お手本として示す。

また、古典的な型を踏まえた表現を操るためには、過去の文章に関する知識が必要とされるため、近代以前には、文章を書くのは基本的に専門家の仕事であった。しかし蓄積した教養からサンプルを引き出してアレンジするのではなく、いま目の前にあるものを観察して、誰にでもたやすく習得できる言文一致体で報告することを、子規は呼びかけた。

子規は、書くことの素人たちに、テーマと文体の双方を提示してみせたのである。それはまた、明治四〇年代以降に花開く自然主義文学の地の文を準備し、日本のリアリズム文学を形作る大きな水脈ともなった。

写生文運動の広がり

写生文は固定したジャンルというより、運動として把握されるべきものだ。写生文の始まりは、『ホトトギス』で募集された「記事」と「日記」である。一九〇〇(明治33)年七月発行の三巻一〇号の巻末には、ふたつの「文章課題」が掲げられている。ひとつは、一〇月一五日に起こったことを書く「一日の記事(十月十五日一日間)」、もうひとつは一週間に起こったことを書く「日記(九月十日より九月十六日迄七日間)」である。

『ホトトギス』では、他の明治期の多くの雑誌と同じく、読者からの投稿に非常に大きな役割がある。雑誌末尾には毎回、「東京俳句界」および「地方俳句界」という欄が設けられている。「東京俳句界」では、子規や高浜虚子らの自宅で開催された句会の参加者数、高得点の句が紹介されている。「地方俳句界」は、地域により区別され句会の名称の一覧が掲げられるとともに、一地方にひとつの句会について、「東京俳句界」と同じく、開催場所、参加者数、高評価の句の紹介がなされている。つまり、商業誌というより同人誌に近い性格を持っているのである。

編集者はときに俳句の添削なども行っていた。当時、雑誌の発行者や編集者が投稿作品の添削を行うのは、『ホトトギス』に限ったことではなかった。たとえば初期の『明星』には、与謝野鉄幹に作品を添削してもらえるチケットがついていた。編集者と読者のこのような近さは、明治期の読者集団の規模の小ささによって可能になっていた。投稿せず読んでいた読者ももちろん少なくなかっただろう。『ホトトギス』四巻一号(一九〇一・一)における子規の集計によれば、投句者数は八四五名である。たとえば夏目漱石の単行本の発行部数が三〇〇〇部程度であったことから考えると、この時期としてはかなり多いように思われる。

さて、この「一日の記事」「日記」募集に応えて投稿された文章から、選出された数点が掲載されている。

四巻一号に掲載された「募集日記」は、計八編。書き手は、鋳物職人、養蚕農家、物理学を学ぶ学生、林業従事者、穀類や石油を扱う商家、小学校教員である。ペンネームに添えられた居住地は、本所、美濃恵那郡、信州諏訪郡、若狭遠敷郡などである。様々な地域に住む、多様な人々の生活が克明に記され、読者の多様さが生き生きと伝わる。

たとえば、「河内枚方　泗鷗」の「通勤日記」は、次のように始まる。

> 九月十日　我日々通勤する学校は水本村の燈油にあり。星田の旭尋常小学校の分教場なり。我家より二里許(ばかり)、教員は我一人、生徒は五十名許、一年生二年生に分る。外(ほか)に小使の媼(おうな)一人。始業は今午前八時なり。今朝も四時過に起き燈火に朝餉(あさげ)を喰う。例の如く脚絆草鞋(きゃはんわらじ)にて出で

立つ。

（『ホトトギス』四巻一号）

こうして、日曜日以外は毎日一時間歩いて通勤する小学校教師の日常——校長の送別会があったり、宴会で体調を崩して欠勤したり、治りきらないまま復帰して働いたり——が、簡潔に報告される。

ここに描かれているのは、きわめて平凡な、教師の一週間である。しかし、それは農業、林業、養蚕業、商業、鋳物業などを営む人々の日々の生活と、同じテーブルの上に載せられる。そのような編集方法によって、各地で多様な生活を送る人々の毎日を、高い所から覗き見るようなおもしろさが生まれているのである。これはまさに、市民社会の文学たる小説のおもしろさである。自分と似た、でも多様な、見知らぬ人たちの生活を、ありありと目の前に見る喜びを、読者は感じる。

「一日の記事」はさらに興味深い。四巻二号の「募集明治三十三年十月十五日記事」には、同じ一日を描いた六編の「記事」が、一括して掲載されている。内容は、氏神祭りでの自転車競走会、寺僧の一日、氏神祭りでの村人たちの様子などで、最後に、子規自身の一日の記事が掲載されている。村人の様子を描いた記事を見てみよう。

十月十五日は我村で正月よりも盆よりも楽しい面白い日だ、夫（そ）れは村社八柱神社の祭日であるからだ［…］お三（さん）［筆者注―下女］は此度古着屋で四円五十銭というのを四円二十五銭にまけさせた紺縮緬（ちりめん）の紋付羽織を最も得意気にシャンと着ている

（『ホトトギス』四巻二号）

餅投げが終わると、製糸工場の支配人と工夫に出会う。引き抜きのために、他の製糸工場の女工を探しているのだ。

我村（わが）は祭となると婆さんから小娘に至る迄羽織だ帯だと騒ぐ、餅投の前後は各（おのおの）財布の底を敲（たた）いた衣裳の競争である、乃ち工女を捜すとか嫁を見出すとかにはよい時機で且よい場処だ、［…］其間（その）を工女と若い者と三々五々手をつるみ合ったり追いつ追われつ狂ったり巫山戯（ふざけ）たりして、かんてらの油煙と砂烟とが立って濛々たる中をきゃっ〳〵と叫び乍（なが）ら走り廻っている

（同前）

「一日の記事」について子規は、「珍しいことはないが朝から夜までの普通の出来事を丁寧に書き表したるためにその人の境遇を詳細に知らるるがおもしろきなり」と述べている。

ここには、名もなき人々の生活が、一週間の日記文よりもさらに具体的に、生き生きと描写さ

れている。地方の平凡な毎日が、書くに値する、そして読むに値するおもしろいものだ、という発見がここにはあるのだ。

自分の生活を笑うスタイル

子規が呼びかけた写生文の、もうひとつの深い意味は、自分の生活を笑うスタイルだ。『ホトトギス』に掲載された読者の日記や記事は、どれも簡潔に出来事を報告しているだけではなく、ある距離をおいて自分の生活を書いている。もちろん自分の生活を書く営みは、それ自体が、自身を客観化し相対化することでもある。しかし掲載作の特色は、客観性のみにとどまらない。たとえば、さきほど引用した「記事」で、「お三」が古着屋で買った晴れ着の値段を、書き手が律儀に報告してみせる部分は、彼女のはりきった様子を彷彿とさせると同時に、その姿を滑稽なものとして、距離をとって眺める書き手の視線も感じさせる。

次の、物理学を学ぶ学生の「窮理日記」にも、同様の味わいがある。

十一日　垣にぶら下(さが)って居た南瓜(かぼちゃ)が何時の間にか垂れ落ちて水引の花へ尻をすえて居る。我等が祖先のニュートンは如何にエライ者であったかと云う事を考えると隣の車井戸の屋根でアホーと鴉が鳴いた。［…］

十四日　雪隠〔筆者注―トイレ〕でプラス、マイナスと云う事を考える。

（『ホトトギス』四巻一号）

物理学や数学の抽象的な概念と、卑近な日常生活のひとこまを、対比的に置くだけで滑稽味が出る。

この態度は、子規自身の「一日の記事」にも見られる。

或は実際の病状よりは重く見て特に虚子抔に手紙を贈りて安否を問わるる事あり。〔…〕これ等の誤解を正さんには容体的記事も又必要なるべきか、などさまぐに思い煩う。溲瓶を呼ぶ。

（『ホトトギス』四巻二号）

夜になってようやく吐き気も収まり、「妄想又妄想」で、文部省の「漢字制限論」の改良策が浮かんだり、いつも痛くて立てている左ひざの影が山のように見え、それが様々な文章の山に似て面白くなったりする。母の持ってきた羊羹を食べ、午前一時になりようやく「口の中にて、極楽」と言いながら、頭を枕に休める。

子規の「思い煩い」や「妄想」は、「溲瓶」を呼んだり、「羊羹」を食べたり、「極楽」と呟きながら横たわったりすることで途切れる。日常を書く子規の文章におけるこの途切れ方は、晩年まで変わらない。果てしなく暴走する思念や、あふれる感情は、つねに生活を営むための種々の雑事で途切れるのだ。それはわたしたちの生活のいつわらざる現実だが、それをそのまま報告する文章は、現代でもそう多くはないのではないだろうか。ふつうなら書かない部分なのだ。

自分の生活や思念を書くことは、それだけで自分を相対化する作用を持つ。しかしさらに、このようにその日の出来事を起こった順に書くと、苦悩も日常に切断され、相対化されるのがおもしろい。どんなに崇高で深淵な理念も、「溲瓶」や「羊羹」と同じ場所に並べられる。考え感じる自分を、身体が地上に引きずりおろし、着地させるといってもいい。

本来、内面は身体に支えられている。病人にとってはなおさらだが、健康な人でもそれは変わらない。また、たえず流れていく時間は、悲嘆すら永続しないことを教える。子規の日記文からは、そのことが浮かび上がってくる。

抽象的な思考や感情の波と「溲瓶」とを併記する、子規のこのような書き方は、ひとつのスタイルになっている。そしてそこには、独自の感覚と知恵がある。日常から離陸しないこと。同時に、日常を、距離を隔てて、しばしばおかしみをもって見ること。おそらくはそれが子規を救っているのだ。

この傾向は、子規の文章だけでなく、他の投稿作にも見られる。死を前にした子規の病いが要請した、ユーモアをもって自分の生活を描くという文章のスタイルは、写生文というジャンルとなって読者に広がった。

写生文は、『ホトトギス』の投稿文化から生まれた。そして、古典に典拠を持つ類型的なレトリックを駆使する美文調が文壇からも投稿作文からも消えたあとにも、写実主義文学や自然主義文学、生活綴方運動となって、日本のリアリズムの大きな水脈を形成したのである。

ただし、このあとの自然主義文学は、子規や写生文運動が持っていた、「平易な言文一致体で平凡な個人の生活を眼に見えるように描く」という特色は受け継いだものの、笑いは受け継がなかった。「自分をリアルに描くとおかしい」という視点に入れ替わって、内面の克明な分析や深刻なムード、生真面目な報告などが、自然主義文学を彩ったのである。

3 座と笑い——俳諧精神の水脈

滑稽味と余裕——大人が子供を見る態度

写生文を貫くものは、笑いと距離である。写生文運動を担っていた人々も明確には意識していなかったこの点を指摘したのが、『吾輩は猫である』(一九〇五—〇六)によって写生文の可能性を広げた夏目漱石だ。漱石は写生文の特徴は、「大人(たいじん)が小供を視るの態度」「両親が児童に対するの態度」にあると述べる。写生文の特徴はなによりその「余裕」にあるのだという。

小供はよく泣くものである。小供の泣く度(たび)に泣く親は気違(きちがい)である。親と小供とは立場が違う。同じ平面に立って、同じ程度の感情に支配される以上は小供が泣く度に親も泣かねばならぬ。普通の小説家はこれである。彼等は隣り近所の人間を自己と同程度のものと見做(みな)して、擦(す)ったもんだの社会に吾(われ)自身も擦ったり揉んだりして、飽く迄も、其(その)社会の一員であると云う態度で筆を執る。従って隣りの御嬢さんが泣く事をかく時は、当人自身も泣いて居る。自分が泣きながら、泣く人の事を叙述するのとわれは泣かずして、泣く人を覗いて居るのとは記叙(きじょ)の題目其物(そのもの)は同じでも其(その)精神は大変違う。写生文家は泣かずして他の泣くを叙するものである。

(『写生文』、『読売新聞』一九〇七・一・二〇)

この文章が発表されたのは、自然主義文学がその特色をはっきりと示しつつあった時期である。言文一致体で無名人の日常を描いた写生文は自然主義に流れ込んだと把握されがちだが、両者の違いを正確に指摘している。

微笑を包む同情

では、自然主義文学が現実の悲惨を強調するのに対し、写生文はどのような感動を目指すのか。漱石は次のように述べる。

そんな不人情な立場に立って人を動かす事が出来るかと聞くものがある。動かさんでもいいのである。隣りの御嬢さんも泣き、写す文章家も泣くから、読者は泣かねばならん仕儀となる。泣かなければ失敗の作となる。然し筆者自身がほろほろ涙を落して書かぬ以上は御嬢さんが、どれ程泣かれても、読者がどれ程泣かれなくても失敗にはならん。小供が駄菓子を買いに出る。途中で犬に吠えられる。ワーと泣いて帰る。御母さんが一所になってワーと泣かぬ以上は、傍人が泣かんでも出来損いの御母さんとは云われぬ。御母さんは駄菓子を犬に取られる度に泣き得るような平面に立って社会に生息して居られるものではない。写生文家は思う。普通の小説家は泣かんでもの事を泣いている。世の中に泣くべき事がどれ程あると思う。隣りのお嬢さんが泣くのを拝見するのは面白い。之を記述するのも面白い。然し同じ様に泣くのは御免蒙りたい。[…]無暗に泣かせる抔は幼稚だと思う。

夫では人間に同情がない作物を称して写生文家の文章という様に思われる。然しそう思うのは誤謬である。親は小児に対して無慈悲ではない、冷刻でもない。無論同情がある。同情はあるけれども駄菓子を落した小供と共に大声を揚げて泣く様な同情は持たぬのである。写生文家の人間に対する同情は叙述されたる人間と共に頑是なく煩悶し、無体(むたい)に号泣し、直角に跳躍し、一散に狂奔する底(てい)の同情ではない。傍から見て気の毒の念に堪えぬ裏に微笑を包む同情である。冷刻ではない。世間と共にわめかない許(ばかり)である。

（同前、傍点筆者）

「傍から見て気の毒の念に堪えぬ裏に微笑を包む同情」と漱石は言う。それはまた、大人が子供を見る態度、母親が子供を見る態度にもたとえられる。気の毒だけど、どこかほほえましいという、あたたかいまなざしである。

写生文はこのように、書き手自身の日々の生活を、共感しつつも距離をとって書くことを求める。自分の姿を、大人が子供を見るように、母が子供を見るように見てみろ、というのである。

写生文は、地方の特色や個人の日常を、書くに値するテーマとして読者に発見させた。それは自然主義文学に受け継がれたが、自然主義は写生文が持っていた「同情」「微笑」「余裕」という特色をそぎ落とし、深刻さや悲惨さに焦点を合わせた。そして、その後の日本のリアリズム文学の主流は、自然主義の深刻・悲惨の方に流れていった。

しかし、いまこのふたつの書く方法を、病む人間の目から見直すとき、自然主義文学の深刻さを支持した作家や読者たちとは異なる視界が開けてくる。

死を前にした患者にとって現実は、小説に教えられるまでもなく、十分に深刻である。その深刻さは、ずっと見つめ続けることができないほどのものだ。逃れがたい現実を受け止めて、それでもさらに生きていこうとするときに、写生文の態度が子規を救ったのではないだろうか。苦しむ自分を、大人が子供を見るように、母親が子供を見るように見ることを、書くことが可能にしたのではないだろうか。それは、本当に深刻な状況に置かれた人が、それでも生きてゆくために、全力を尽くして日常を構築する営みでもあった。書くことで苦痛からひととき救われ、また恐怖と闘う足場を日々つくり直していたのだ。

写生文の態度は、自然主義文学陣営からは真面目さが足りないものとして批判されたのだが、「誰が」その文学・文章を必要とするか、という点から見れば、この批判が一面的なものであることがわかる。

第3章でみたように、多くの文学作品は、結核患者を特別な人として描いた。しかし、子規と写生文は、病いを日常として描くスタイルをつくりだした。そしてこの発明は、病いに苦しむ患者の自己表現を準備したのである。近代文学の主流が取り落としたものを、文学の専門家ではない、病む読者が受け継いでいくことになる。

第5章

確かな情報はどこに?

──患者とメディア

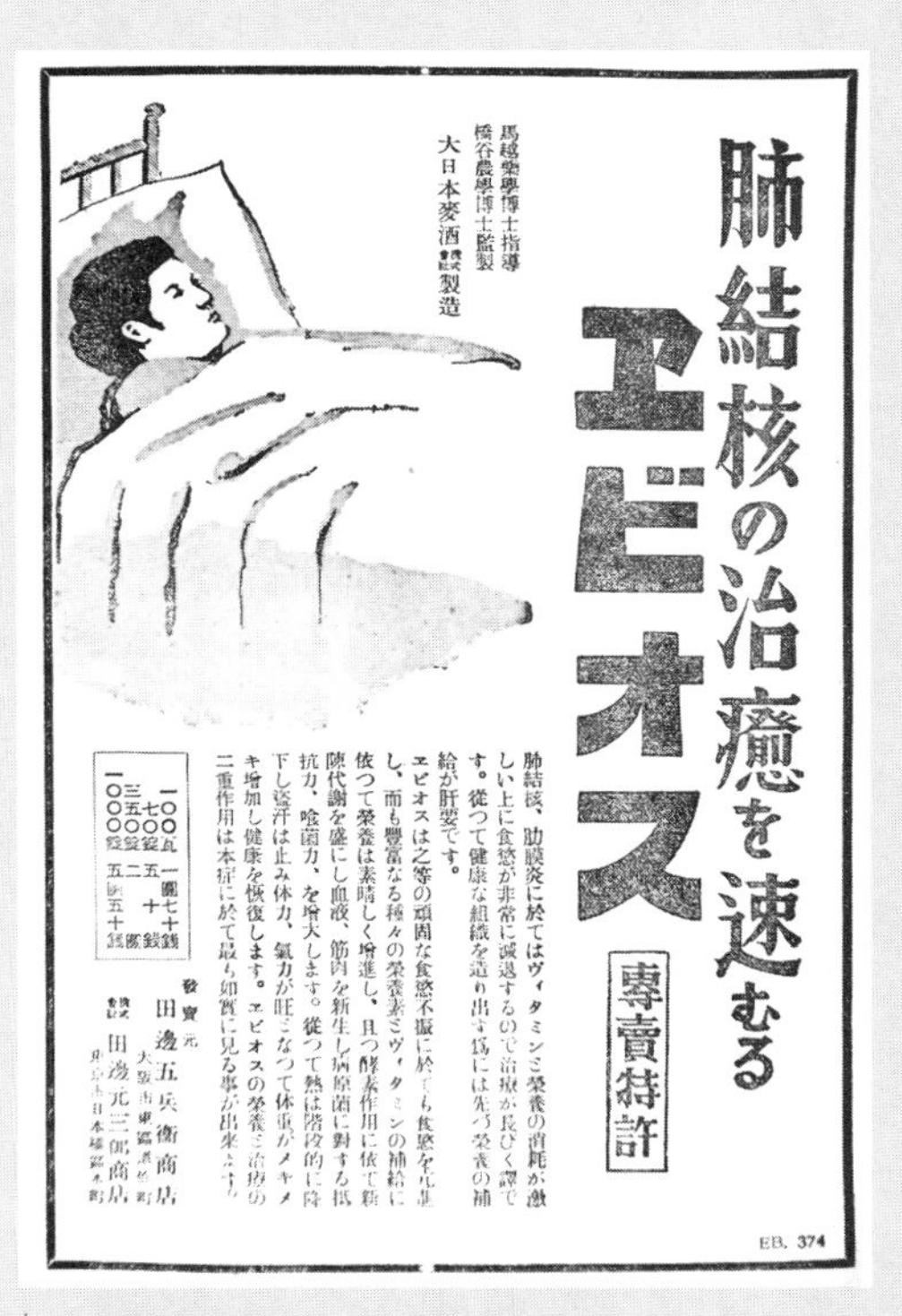

栄養補給薬の広告．結核が蔓延するにつれ新聞や雑誌には売薬や医療器具の広告があふれた(『療養生活』1933年1月号)

1 あふれるデマと建前

治療法のわからない病気にかかることは、大量の情報にさらされるということでもある。この点は、現代も、戦前期も、変わらなかった。ここでは、患者とメディアの関係について考えてみたい。

売薬・医療器具・民間療法と広告

結核に効果があるとされたものには、種々様々な売薬や医療器具、民間療法などがあった。いくつか例を挙げてみよう。たとえば売薬には、日光ビタミン、天蓋薬(頭蓋骨粉)、有田治肺剤、ウニコール、回春湯、君子湯、軍征丸、ゼクレチンなど。医療器具には、人工太陽灯、バイタライト、加湿器、シンノール医療器、カシセントウ(可視線灯)、オゾン発生機、ホルモン灸など。そして、民間療法としては、マムシの生血、人間の肝、へその緒の煎じ汁から石油や硫酸の飲用、情死墓の苔まで。結核に効果があるとされたものを読者から募集・集計したある雑誌の記事は、数百種類の売薬・医療器具・民間療法を列挙している(田邊一雄「嗤うべき瞞着療法」、『療養生活』一九三九・八)。

当時の新聞や雑誌には、結核の薬や医療器具の広告が数多く掲載された。しかし、ほとんどは効果の不確かなもので、まったくのニセ薬を販売する悪質なものも後を絶たなかった。患者はこうした情報に翻弄された。

患者のひとりは、このような状況を、次のように嘆き憤っている。

「溺れる者は藁をも摑む」というが、金がないとき病気のとき位この古言をしみじみ感じることはなかろう。／肺をやられているときは肺という活字が如何に目立つことか。[…]この心理につけこんで、毎日の新聞はまるで「病気祭」でもあるのかと思われるほど賑やかに華やかに、藁乃至(ないし)売薬部外品の広告を満載しているではないか。

(鉄仮面「病人を搾る広告――新聞紙面の百鬼夜行をみよ!」、『療養生活』一九三九・四)

そして、こうした状況の背後には、売薬が儲かること、効果の有無が判定しがたいため誇大広告がどうかわかりにくいこと、高額の原稿料で名士たちが買収されていることなどがあると述べる。そのうえで、「売薬広告はつい最近になって漸く「全治」「全快」などを断言してはいけないと取り締っただけであるこれが第一におかしく怪しい」と指摘する。

薬の広告と「名家の推薦」

北原白秋の弟・北原鉄雄は、出版社「アルス」を経営し大正文化の一翼を担ったが、ヨウ素で結核から回復したとして「ネオス」という製剤を売り出した。

> 私が沃度（ようど）療法の驚くべき効果を自ら体験し、家人に試み、社内に試み、親戚友人知己其他数百人の人々に勧めて確実なる実証の下に、これこそ真に現代医学の一大革新である。世のため、人のためという一大信念の下に、新聞又は雑誌を通じて其の福音を満天下に呼びかけて以来早くも約三ケ年を経過したのであります。（北原鉄雄『結核治療の理論と実際』一九三五）

医学の専門書と見まがうタイトルとは裏腹に、本書のほぼすべてが、この薬の宣伝に費やされている。注目すべきはこの薬を推薦する人々の顔ぶれと言葉である。「付録　諸名家の推薦」には、以下のような人々が並ぶ。

> 前商工省政務次官・岩切重雄、東大名誉教授工学博士・伊東忠太、東大名誉教授理学博士・石川千代松、大毎・東日発売社賓・徳富蘇峰、文芸家・徳田秋声、東日顧問評論家・千葉亀雄、御歌所寄人國学院大学教授・金子元臣、東京高等工芸学校教授・永澤謙三、慶大講師評

論家・村松正俊、小説家・宇野浩二、東大名誉教授文学博士・上田万年、慶應大学教授・野口米次郎、東京工業試験所技師・野口寅之助、医学博士・岡田道一、経済学博士代議士・太田正孝、文芸家・小川未明、文芸家・楠山正雄、早大教授工学博士・山本忠興、海軍少佐・福永恭助、慶大教授英文学者・平田禿木、早大教授工学博士・佐藤功一、東京工業大学教授工学博士・関口八重吉

(同前)

ヨウ素の殺菌作用は早くから知られ、明治期以来様々な病気に対してその効果が検討されてきた。しかし、結核への有効性は確認されておらず、現代では、結核患者へのヨウ素剤の投与は、病巣を再燃させるおそれが高いとして禁止されている。海産物を多くとる食生活を送る日本では、過剰摂取によって甲状腺機能の異常が起こる可能性もある。しかし「名家」たちは、「ネオスは大成功だ」(徳田秋声)、「社会問題の一大解決だ」(千葉亀雄)、「不老長生の霊薬」(上田万年)といった題名の文章を寄せた。

「諸名家の推薦」のあとには、「治病体験記」が並ぶ。「絶望から歓喜へ」「医者もびっくり」「死線を突破す」「肋膜と胃腸が二十日で」といった、短期間で劇的な効果を得られるかのようなタイトルがつけられている。また、「脊髄(ママ)カリエス[筆者注―結核菌が脊椎に運ばれ化膿すること]が快癒」「肋骨カリエスを征服した体験記録」「職業婦人の闘病」「嫁ぐ日を救える歓び」など、病

巣の部位や患者の社会階層別のタイトルも並び、幅広い患者に訴えかけようとしている。「ネオスで治った」という体験記は、患者向け雑誌にも複数見られ、この薬がかなり広く認知されていたことがうかがわれる。

効果の疑わしい治療法には、高価な医療器具を売りつけるものもあった。たとえば、比較的広くいきわたったらしいものに「人工太陽灯」(51ページ、**図8**)がある。これは、太陽光に含まれる紫外線の殺菌効果を利用しようとするもので、全身に浴びたり患部に照射したりすることで効果が出るとされた。

石油療法

効果も副作用もわからない「ネオス」のような売薬や、「人工太陽灯」といった医療器具に加え、民間療法も大規模に流布した。最も広範囲に流布したデマとしては、雑誌『主婦之友』が火付け役となった石油療法があるだろう。

読者による結核回復手記は、当時の『主婦之友』の主要な内容のひとつだった。たとえば、一九一七(大正6)年六月号では「肺病全治の実験[筆者注─実体験の意]」を募集し、一一月号に以下の五本を掲載している。

(一)私は斯うして手軽に肺病を癒しました
(二)一年間で肺病を全治させるまでの実験
(三)絶望した肺病が全治するまでの三年間
(四)生活難を戦いつつ肺病を治した経験
(五)良人の肺病を全治させた看護の実験

以後、『主婦之友』は、「薬を飲まずに肺病を全治した実験」「肺結核患者であった私の妊娠と初産の時の思出」「肺病に特効のある妙薬の調剤法」「不思議な効能を有する臓器薬の発表」といった、真偽の定かでない情報・体験記を、膨大に掲載し続けた。なかでも一九三四(昭和9)年一月号に掲載された「肺病が石油で治った実験記」などの、石油を飲むと肺結核が治るというデマは広く流布し、厚生省が警告を発するほどの事態に発展した。

『主婦之友』は、戦前を代表する大衆向け女性誌であり、発行部数の多さを誇っていた。つまり、結核はそれほど身近な脅威だった。そして、適当な治療はできないが何とか治りたい、治ると思いたいと、藁にもすがる思いでいた患者や、そのような患者を家族に持つ女性たちがいかに多かったかということを、雄弁に語っている。

厚生省は石油療法に警告を発する一方で、『療養新書　結核は必ず癒る』(厚生省保険院編、新潮社、一九三九、**口絵15**)を刊行し、正しく治療すれば治ると宣伝した。本書は「賞を懸けて募集した」「実話又は物語」「二千六百四十篇より審査委員の慎重なる審査」を経て三〇編を採録した四〇三ページに及ぶものである。本書の序文で、厚生省予防局長・医学博士の高野六郎は、結核は「本書掲載のような条件を備えれば必ず癒る」「癒る条件が何であるかは、本書を読めば諒解出来る筈(はず)」と述べる。そして「苦心惨憺」「工夫精進」し、「よく己に克ち、長い療養生活を合理的に成し遂げ」ることのみを強調する。官民の権威が一体になって、効果の定かでない治療法や非現実的な精神論を喧伝し、「治る」「治せ」という声があふれていたのである。

2 結核患者向け雑誌『療養生活』と自然療法

田邊一雄と自然療養社

このような状況のなかで、田邊一雄は雑誌『療養生活』(**口絵11**)を発行し、自然のなかでの静臥を説いた。田邊は、大学を卒業後、就職して働き出したころ結核にかかった。様々な治療法や薬を試すものの効果が見られず、強い意志をもって自然のなかで静臥することで回復したという。その体験から、結核患者を啓蒙し助けたいとの強い思いを抱き、結核死亡者数が第一回目のピークを迎えた五年ほどあとの一九二三(大正12)年、『療養生活』を創刊した。

本誌は、戦後患者数が減少する一九六五(昭和40)年まで四〇年あまりにわたって刊行され、良質な情報を提供する媒体として結核患者に支持された。当初五〇〇部から始まった発行部数は増え続け、一九三三(昭和8)年五月号には「動静カード」を三万三〇〇〇枚送った、との報告がみられる。この時期の結核患者数はおよそ一二七万人と推定されるので、妥当な数だろう。

本誌はほぼ月刊で刊行されたが、特定の病気の患者専門の月刊雑誌は、現代でも数多くはない。結核専門雑誌がこれほど長い期間にわたって発行されたのは、患者数の多さゆえだろう。結核療養所の所内で、患者や職員が手作りの雑誌を発行することはあったが、結核患者向けの商業誌で、なおかつ患者自身の投稿が大部分を占める雑誌は、管見の限り本誌の他に見当たらない。

しかもこの雑誌には、患者が様々な方法で誌面に参加できる工夫がされていた。たとえば、回復を目指しての日々の実践とその成果を報告する「研究報告」欄、俳句や短歌などの文学作品の投稿欄、結核患者相互の交流を促す読者交流欄などを中心に、各地の結核回復者の組織の活動報告、時勢への意見などを述べるエッセイ欄も充実していた。これらはいずれも、匿名で投稿することができ、日本国内の各地だけでなく、満州や朝鮮半島、樺太などの外地からの投稿もあった。

『療養生活』の構成

この雑誌の内容をくわしく見てみよう。一九三九(昭和14)年七月号(一七巻七号)の目次は表4のとおりである。これは一例だが、戦前期の刊行では、時期による大きな違いは見られない。まず冒頭に田邊の巻頭言があり、続いて権威ある医師の文章が並ぶ。そして「質疑応答」欄があり、読者からの質問に医学博士、結核療養所長、田邊らが答える。その後、あらかじめ示された「研究課題」に応じて書かれた、読者の治癒経験手記を医師らが選び、評を加える「研究報告」欄(この号では「喀血々痰療養体験記」との見出しがつけられている)が続く。

また読者からのエッセイが数多く掲載され、「療養歌壇」「療養俳壇」「療養詩壇」「療養柳壇」といった文芸欄や、読者交流欄「まどゐ」と続く。末尾には、回復者の団体である複十字会の各支部の通信、療法ホームだより、複十字会入会者氏名、次号の研究課題や懸賞療養写真募集などが並ぶ。

時期により異なるが、総ページ数はおおむね一三〇ページ程度である。そのうち実に一〇〇ページほどが、患者読者からの投稿や、それに応えるもので構成されている。この時期の雑誌としては、きわめて双方向的で、読者の関与の大きいものである。

さらに本誌は、闘病生活で必要な物品を手に入れられる通信販売も行っていた。以上のことから雑誌『療養生活』は、結核患者の思いや彼らが置かれた状況を広く知るための、もっとも重要

表4 『療養生活』(1939年7月号)「喀血々痰療養号」目次
喀血に打ちひしがれた友へ…主幹 田邊一雄/医療報酬を合理化せよ…医学博士 水口耕三/峠を越すまで(十三)…医学博士 高亀良樹/喀血血痰療養所見…淡輪ホーム副院長 植木竹次郎
【質疑応答】耳鳴り激し…医学博士 額田豊/神経痛か…医学博士 川村六郎/気胸の適否…医学博士 中村善雄/脈拍について…医学博士 坂本秀夫/肋膜肥厚と寝椅子…医学博士 大塚彤三/ラッセルとは…医学博士 橋詰尚雄/慢性腸結核…津屋崎ホーム院長 大谷賢/腹部の指圧痛…多摩川ホーム院長 高亀良彦/止血法について…新潟ホーム院長 安宅博恵/脊椎カリエスと太陽灯…淡輪ホーム副院長 植木竹次郎/膀胱結核と痛み…鎌倉ホーム主任 西川孝夫/梅雨を恐れる…自然療養社々長 田邊一雄
療養成績表の作製…高市靖雄/須磨の浦ピクニックの記…K・M生/複十字会群馬県分会第四回総会記…堤勝馬/複十字会九州支部第六回総会の記…K生/重患者の精嚼の実績を語る(一)…神田髑髏/病床一日川柳記…中村不逸/小人のベットから…杉山正明/入会所感『生命をかけた生活』…篠原しのぶ/真剣勝負…長野雅博
【喀血々痰療養体験記】生米をかみつつ…鞍馬寺一燈/私の場合…風船/血痰四十日の記…伊地亜留夫/喀血と体位について…羽衣美洋/無力の医学?…点滴子/精神作用を重視して…美作太郎/心身に徹する安静…雲上人
氷の奇話…香里寒造/恢復期と魚釣…中村青児/涼菓色々…柳沢山羊/手軽に出来る食料品の作り方…味覚庵/徴兵受験失敗記…無念生/河つ原…本田春雄/保健所の利用に就いて…一保健技手
療養歌壇…石村英郎選/療養詩壇　揚流だより(続黄土帯通信)…朝島雨之助選/療養俳壇…岡村圭岳選/療養柳壇…岸本水府選/まどゐ/自然吹駄室□真昼(写真)…カメラマン/聴診器/吾等の頁 □桑野夫人(写真)…古賀生/ホーム便り □多摩川ホームの芝生(写真)…K生/吹駄室解答編/複十字会静岡県分会の記/小田原より…田邊生/編集後記…吉木生
【催】次の研究課題/複十字会入会者氏名
河骨(表紙)題字正岡子規…牧野醇/出征(扉)陸相は語る…露過生
【口絵】①複十字会九州支部第六回総会記念撮影/②兵庫県複十字会のピクニック…群馬県分会第四回総会/③九州複十字会々場より…静岡県複十字会遠足会/④静物…風車　砂に憩う…露過生

な資料とみてよいだろう。そこで、以下本書では、おもにこの雑誌を通して、結核患者の生活と表現を探っていきたい。

3　療養グッズ通販と患者の格差

グッズがデザインする療養生活

まずはじめに、療養の際に用いる物品の販売について見てみよう。『療養生活』は、良心的な媒体ではあったが、金儲けと無縁ではなかった。この雑誌が提唱する「自然療法」には、専用の椅子が最も効果的とされ、自然療養社は椅子の広告販売を行い通信販売もしていた(**図18**)。価格は一七円から二七円。小学校教員の給与がおよそ五〇円ほどだった時代に、非常に高価なものだった。

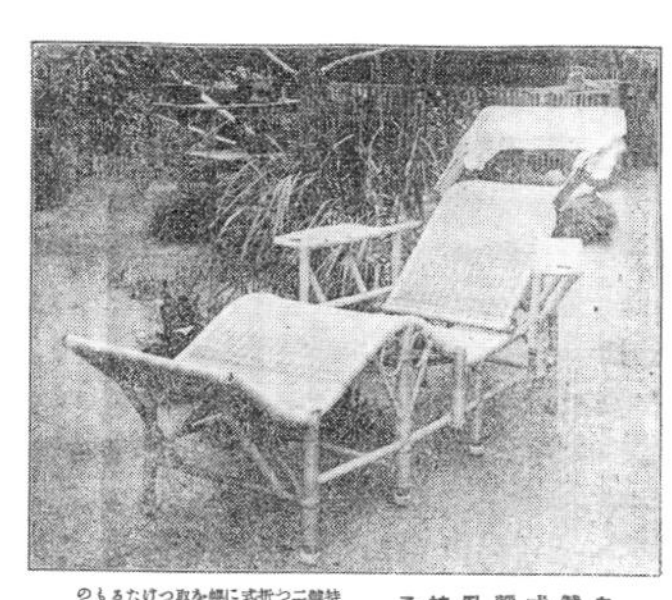

図18　自然療養社が推奨・販売した結核療養専用の「静臥椅子」(『療養生活』1926年8月号)

通信販売を行う部署は「代理部」と呼ばれた。本誌に毎号掲載される「代理部だより」は、療養グッズカタログのようなものである。ここに並ぶのは以下のような商品である(**図19**)。

椅子用フトン、腰ブトンと枕、ズック張折畳椅子、木製組立寝台、十字架メタル、複十字メタル、ニンニク、カーテン、ズック製軽便寝台、ノーブルナイフ、琺瑯電気湯沸、クウェッカオーツ、オートミル、書籍、天竺木綿、固形石鹸、蟻よけ薬、蚊帳、鉢カバー(籐製)、園芸用具、毛布、藁フトン、アヒル羽毛布団、パンヤ敷フトン、万年筆、写真用置額、聖画(ドイツ特版)、室内防乾器、おもゆとり、安全剃刀、バリカン、ベル、歯石除去機、小鳥、各種包丁・ナイフ、手モト棚、一輪ザシ、ヒキ肉器チョッパー、カン切、肉汁搾り、ベッド香水、シャープ(金属鉛筆)、コンロ燃料、軽便コンロ、鶏卵半熟器、香水とクリーム、卵割器、タオル掛、割烹服

これらの品は、療養に欠かせないものも多いが、「十字架メタル」「クウェッカオーツ」「鉢カバー(籐製)」「聖画(ドイツ特版)」などからは、自然療養社のキリスト教信仰だけでなく、西洋的な療養スタイルや、第6章でとりあげるサナトリウム文化への読者の憧れがうかがえる。

こうした療養グッズは、患者の療養生活をデザインする。あるモノを用いて生活することが、患者を集団内のある場所に位置付けることになり、それが患者自身のアイデンティティもつくってゆくのだ。ちなみに、岡山県加茂村(現津山市)で村人三〇人を殺したいわゆる津山事件の犯人の都井睦雄が、この「代理部」の利用者であったことを、田邊は事件後に明らかにしている。交通の便の悪い山間部でも、通信販売を利用することで闘病生活に必要なものを入手し、地縁や血縁から距離をとる生活を営むことができた。

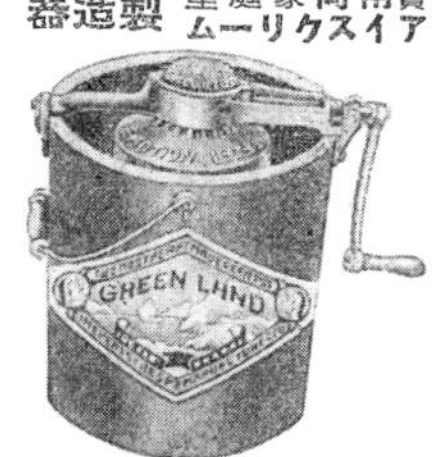

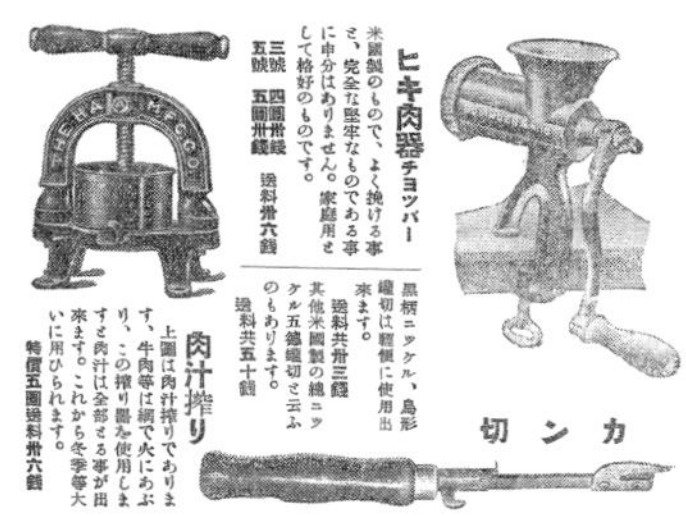

図19 療養グッズ通販カタログより．アイスクリーム製造器やひき肉用チョッパーなど，比較的ぜいたくな品も販売されていた（『療養生活』1926年8月号）

情報へのアクセスや治療の格差

この通販コーナーには、「是非(ぜひ)用意して置かねばならぬものは」という欄もあり、以下の商品が並ぶ。

氷嚢、林式氷嚢釣、湿布帯付カバー、ゴム防水布、咽頭湿布カバー、タンツボ、三徳使える氷枕、普通氷枕、尻輪ゴム製空気入、本社式サナトリアム体温表、朱藍ペンシル（体温表記入用）、病床用シーツ、ゴムシーツ、文化キリフキ

これらはいずれも安価ではなく、購入できる患者とできない患者に分かれただろう。実際に、雑誌を買うだけで精一杯とか、毎月買えないので来月からしばらく購読を休む、という患者の声も見られる。

本誌の読者層は、その内容や文体から、中等程度の教育を受けた層が想定される。義務教育を受けただけの読者を含む、幅広い層の人々にも読めるような配慮はされているが、投稿の内容を見る限り、知的

なレベルは高い。義務教育は小学校までだった戦前期において、中等教育を受けることができたのは、ごく一部の人々だった。本誌の読者層は、進学できる程度には経済的に恵まれた人々であったと思われる。

正しい情報を入手し、適切な治療ができるのは、限られた人々であった。どちらもできずに、デマに近いものを、わずかな希望にするしかなかった患者も数多くいただろう。『療養生活』は、情報へのアクセスや治療にも、経済的な格差があったことを示している。

第6章

「病いはわたしを鍛える」——患者と修養

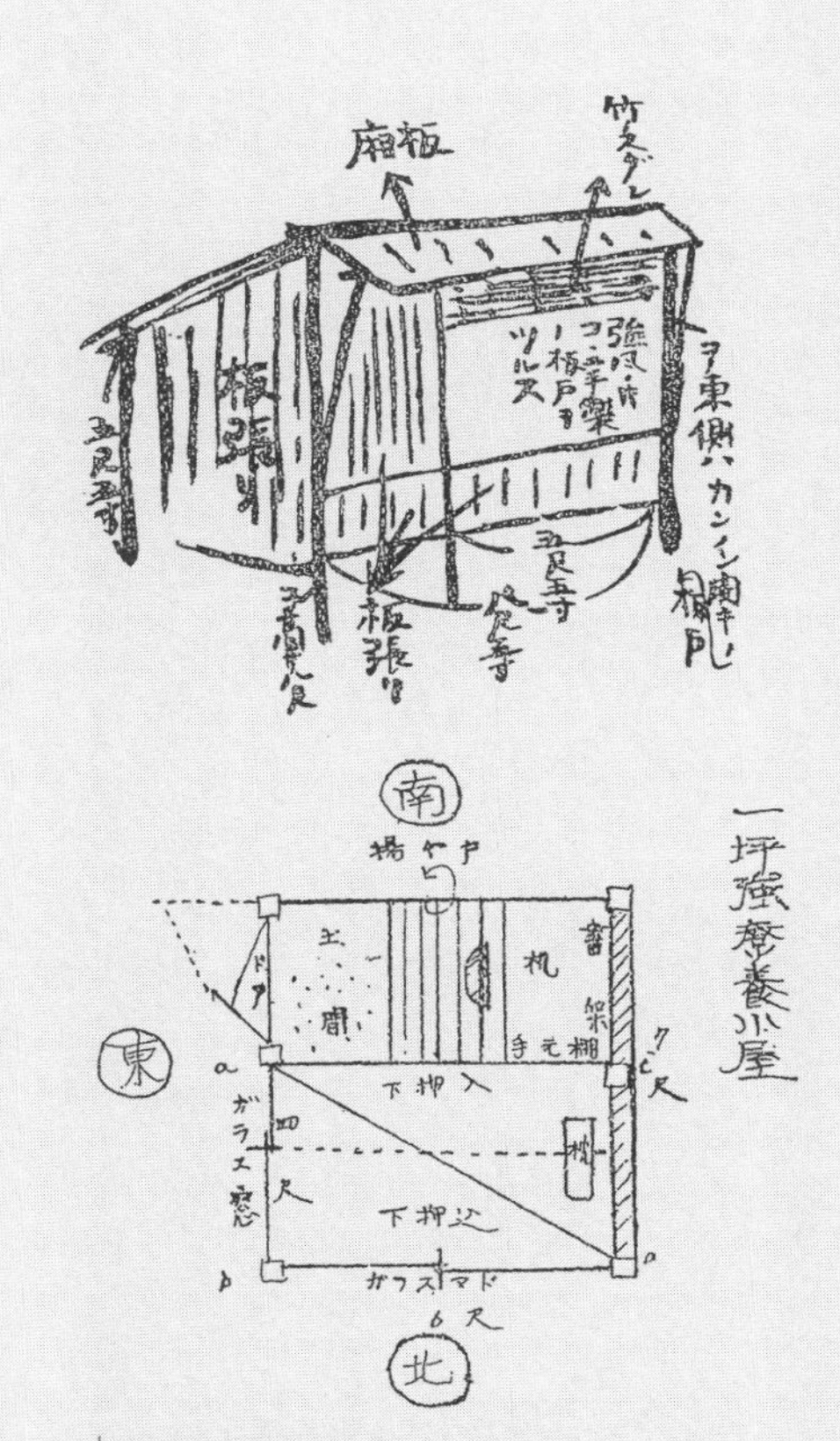

自作の「療養小屋」の設計図．療養所に入れず自宅療養した患者の中には，家族への感染などを恐れ小屋や洞穴で療養した人も多かった（『療養生活』1935年6月号）

1　サナトリウムと療養小屋

結核対策、欧米と日本の違い

戦前期の日本の結核対策は、欧米に比べて大きく遅れをとっていた。田澤鐐二『サナトリウム附・結核事業ノ一般』(一九三二)は、欧米での結核対策の状況を紹介し、日本の現状を確認して、様々な提言を行っている。著者は、東京帝国大学医科大学衛生学講座を卒業後、欧米に留学。スイスの結核療養所なども視察して帰国し、日本結核病学会長を経て東京市療養所長に就任した、日本の結核対策の最前線にいた人物である。

この本では、主としてドイツの例を参考にしながら、欧米においてサナトリウムがどのように始まり、その後発展していったかが紹介されている。そして、欧米と日本における結核の実態、国家的な対策の違いを説き、これから日本がどのような政策をとるべきかを、田澤は具体的に提言している。

田澤によれば、欧米において、サナトリウムと結核病院は別々の由来を持っている。サナトリウムが保険事業家によって経営され、風光明媚な地に建てられた富裕な軽症者向けの療養ホテルとして成功したのに対し(**図20**)、結核病院は、防疫の観点から、国家事業として重症者や困窮者を収容した。

これに対し、日本の私立結核療養所は、はじめから重症者も収容したが、富裕層しか入れない施設であった。これを補うべく公立療養所が設置されるが、病床数は欧米最低水準の四〇分の一にも届かなかった。

本書の後半では、様々な具体的政策が提言されている。田澤は、結核と戦うためには国家的な事業が必要だと説く。結核予防のために林間学校を、回復者の社会復帰のために訓練所を設置すること、看護婦が戸別訪問を行って患者を早期に発見し、看護や啓蒙を行うとともに、療養所への入所を斡旋すること、療養所建設反対運動への対処の仕方、患者にいかに慰安を与えるか、など幅広い面について、田澤は問題提起と具体策の提案を行っている。しかし、欧米の状況に関する豊富な知見と、一〇〇〇人を超す患者と四〇〇名の職員が働く公立療養所所長としての日々の経験から生まれたこれらの構想が、実現することはなかった。

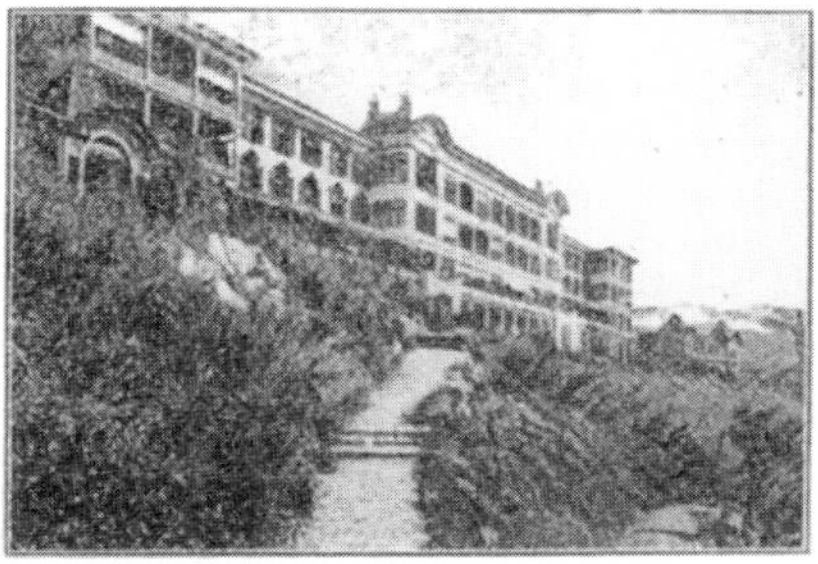

図20　スイス・ダボスのサナトリウム．「海抜5600尺ノ高所ニアッテ，欧米諸国ノ高等旅館ニ於テ得ラレル凡テノ物ヲ備エテ宿泊者ノ慰安ト便利トヲ計ッテイル」と説明されている(田澤鐐二『サナトリウム附・結核事業ノ一般』金原商店，1932年)

ベッド数の圧倒的不足が生んだ自宅療養

結核というとサナトリウムや転地療養を思い起こす人も多いが、これは文学がつくったイメージで、日本では、大多数の患者は自宅で療養した。サナトリウムでの療養は、空気のきれいな土地に滞在し戸外で静臥することが中心になるが、ほとんどの患者にとっては手の届かないほどの費用がかかった。公立の結核療養所の病床数は、圧倒的に不足していた。そこで、多くの患者たちは、なんとか自力でサナトリウムに近い環境をつくりだそうとした。たとえば、自宅の敷地内や近辺の山林に小屋をつくってそこで療養したり、洞穴で療養した人も少なからずいた。生活空間を可能な限り分けることで、家族の感染・発病を避けようとした部分も、もちろんあっただろう。『療養生活』には、こうした環境で療養した人々の声が数多く掲載されている。

「研究報告」欄では、「如何にして咳嗽(がいそう)を征服したか」「私は何故再発したか」「喀血・血痰療養体験記」「安静から運動への順序」「恢復期者の職業療法」といった、あらかじめ出された課題に対して、患者が自身の療養生活を観察・研究したものを投稿し、権威ある医学者などがそのなかからいくつかを選んでコメントした。この「研究報告」欄は、実践記録として『療養生活』では医師・患者読者の双方から高く評価されており、「研究報告欄をまとめて出版してほしい」という声も見られるほど人気があった。

一九三五(昭和10)年六月号の「研究報告」の課題は、「療養小屋の記」である。課題に応えて

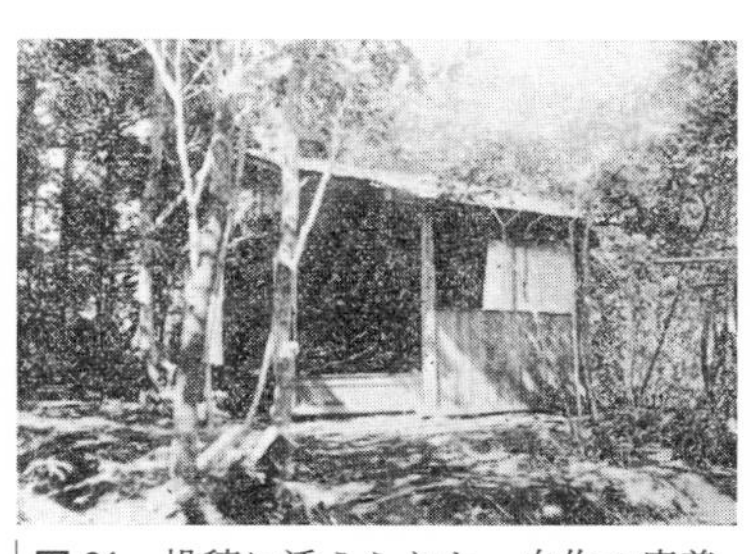

図21　投稿に添えられた，自作の療養小屋の写真(『療養生活』1935年6月号)

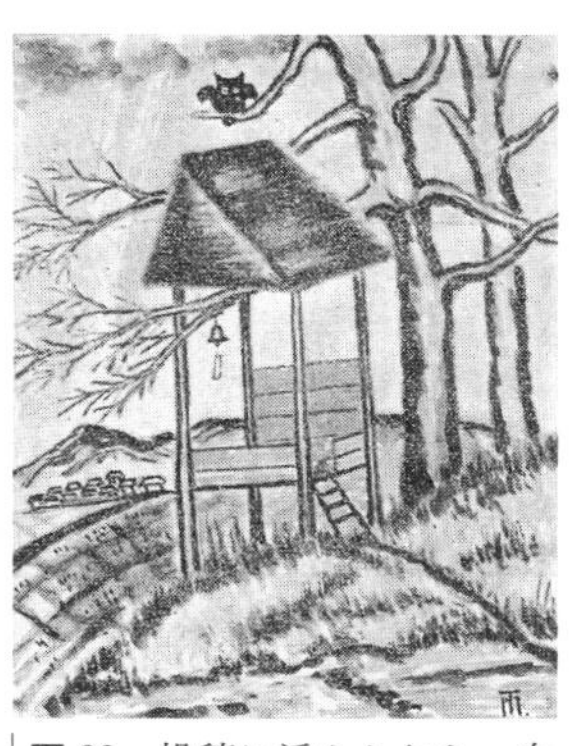

図22　投稿に添えられた，自作の療養小屋のイラスト(『療養生活』1935年6月号)

自らの療養小屋について報告する文章は、たとえば次のようなものである。

大正十三年洞穴内(どうけつない)に療養の頃、既に腸及び腎臓を冒され、絶えず高熱とともに下腹部の症状に悩まされていた私は、穴外の明(あか)るい光線と新鮮な空気を慕うて熄(や)まず終に療養小屋の建設を思い立ちました。けれ共(ども)当時貧困の極にあり、建築費などあろう筈(はず)もなく、ただ僅(わず)かに残る健康時代の余力を頼み、自ら労する覚悟を定めました。先ず重病人(私の妹ら)を抱えて窮乏に喘(あえ)ぐ父のもとに行きて援助を乞い、約三週間を費して写真一の如き掘立式の小屋を、山中に建てました。

(「私の療養小屋生活」桜井不二郎、**図21**)

この号には八編の「研究報告」が掲載されているが、つくられた小屋はいずれもこの投稿と大差ない(**図22**)。一―二坪ほどの広さに簡便な屋根と柱をつけたものが主で、なかには四本の立ち木に屋根をつけただけというものもある。床は、土間に板張りのベッドを据えたものなどが多い。選者を務めた複十字会幹事で建築学会員の宮飼克二は、小屋の形態や使用状況によって投稿を総括整理しているが、昼夜ともに使用しているものが大半である。

家族による看護の限界

自作の小屋で療養する患者が少なくなかった状況の背景には、貧困と家庭の事情がある。サナトリウムにも公立の療養所にも入れない患者は、自宅で家族が看護することになるが、そこにも限界があったのである。

相次いでの災厄にて医薬は勿論(もちろん)三度の食事を運んで貰(もら)う外(ほか)看護の手さえなくなりました。食事は仰臥のまま両便自弁(じべん)の外は安臥の身で病室内の掃除も出来ず、持久戦と知っては座敷十畳を独りで使うのも気の毒なので、どんなものでもよいから療養小屋はほしいなアと思い続けました。

(「三畳の小屋にて闘病」　宮城　佐々木かずを)

結核は長期療養を必要とする病いである。自身も結核を患った作家・大原富枝は、同じ家の一室で結核療養していた兄弟の間に諍いが起こり、戦争で足をうしなった弟が兄にそれをバカにされたとして兄を殺した、という新聞記事を、同情を込めて紹介している(『ストマイつんぼ』)。療養小屋は自宅から離れた山中などにつくられたが、それはときに家族からの放逐でもあった。
小屋での生活を、さきほどの佐々木は次のように描いている。

屋根はフェルトは安く葺(ふ)けるとてそれを使ったので三円程其他(その)釘代等で有合せの雑材の外、全部で五円位かかったと思われます。内部からみますと竹籠でもかぶったような隙間だらけの小屋でした。[…]雨風は容赦なく吹入り痰咳の多い私は実に閉口いたしました。[…]畳も寝具も雨の吹込みに濡れるのでした。[…]激しい胸痛に襲われましたが家人を呼ぶ事も叶わず、湿布をしようにも生憎(あいにく)と水はないので苦痛をしのんで小屋より這出で夜露に濡れた草をむしり取って湿布代りにしたこともございます。[…]風と雪は寝顔にあたりますので火の気一つないものですから可成り(かなり)寒いものでした。シャッチ[筆者注―シャツ]、モモヒキ、帽子をかぶって屋外静臥の様な姿で戸を閉めきったまま三ヶ月ばかりは蟄居(ちっきょ)生活をいたしました。
(同前)

激しい痛みに苦しんでいても、家族は誰も気づかない。雨風、雪が容赦なく顔に吹きつけるなか、股引に帽子まで身に着けてひたすら臥していたというのである。

さて小屋に移って第一に感謝せねばならなかったもの、其れは山芋や百合の根、松葉、蛙、蝗(いなご)等の食物が、小屋の附近から漁り得られたことであります。

（前掲、桜井）

果たしてこの環境を「療養」と呼べるのだろうか。しかし、これは特別なことではなかったようだ。選者の宮飼は、選出にあたり、小屋以外のすまいに関しては除いたが、他に離れ座敷、本家接続、療養住宅、テントなどがあったことを報告している。

結核を描いた文学作品では、サナトリウムでの療養が注目され、それが結核のイメージに大きな影響を与えた。しかし、サナトリウム文学が人気を博したのは、むしろサナトリウムが読者にとって手の届かないものだったからであるようだ。ある報告は次のように述べる。

発病当時御多分に洩れず、自然療法に無理解な普通病院生活前後二回［…］斯(か)くして貴重なる初期一ヶ年余の歳月を空費し経費は嵩(かさ)む一方、病気は一進一退と云う有様、自然療法を理解するに及んで自己の療養態度が恐ろしくなり、もう一ヶ月入院していたと思って……と老母を説き落して建てて貰ったのがこの道場です。

（「二坪の道場」　静岡　山崎函麓）

結核イメージを美しいものに修正する物語は、豊かな生活を垣間見て、現実を見ずにすむものとして受容されたのである。

2　自然療法と信仰

修行としての療養

これらの手記の特色は、病苦と貧困の底にありながら、それを修行ととらえる態度である。

出来るだけこの病床生活を美化し、意義あらしめてゆきたいと思って居る。〝孤独こそいと高き啓示を汝に与う〟（ウェーベル）。静寂を愛し、孤独を愛するとき、其処に最も満たされた至尊者との交渉があり、実にその境地こそこの療養生活に欠くべからざる要素であると考える。斯うした心境こそ、やがて肉体を支配し恢復の実を挙げることが出来ると信じて居る次第です。

（「霊肉の外気小屋」新潟　紘想庵）

粗末な小屋にほとんど放置されている状況を修行ととらえる態度は、選者にも共通している。四本の木に棒を渡してつくった「療養小屋」を報告する文章に対する評は以下の通りだ。

> 高い工費に実行を躊躇するよりも、こんな簡単な、原始的な方法で、手取り早く効果を挙ぐる方が、どれだけ利口だか分(わか)りません。療養にたいする正しい信念を持って、注意深く実行するならば小屋の設備なぞ第二義です。

選者の宮飼は「総評」で次のように述べる。

> 金殿玉楼に住っても、心が腐って居れば駄目です。現在の環境に於て、設備の改良工夫、空気条件を有利に展開さす処に、外気療法の妙味が存在するのであります。[…]余りに金のあるに委(まか)せて、贅沢な設備をなす事は、心にゆるみを生じ易く、緊張した、慎ましい療養生活こそ、真の療養であり修養であります。
>
> (「『療養小屋生活の記』総評」、傍点原文)

「真の療養」とは「修養」であり、「設備」より「信念」である、と選者は述べる。そして、貧困下での工夫にこそ、療養の「妙味」がある、というのである。

病む体験の全体をひきうける

「研究報告」欄の報告者と選者の両方に見られるこのような精神主義には、背景がある。雑誌『療養生活』は、主宰者の田邊一雄が提唱する自然療法の、実践を支えるメディアという側面を持つ。そして自然療法について田邊は、小冊子『自然療法通信指導書』によって、詳細に説明していた。この『指導書』には、『予備編』『信仰編』『参考編』『実行編上』『実行編下』があり、いずれも一九二三(大正12)年から一九二四(大正13)年にかけて発行されている。少なからぬ読者が、これを読んで実践していたようだ。

『実行編上』で田邊は、療養とは「本然の生活」、からだの「本然の機能」に戻ることであり、感謝の念をもって行うべきものと述べる。そして、精神の安静を自然から得ることを推奨し、内省法で恍惚境にみずからを導け、と説くのである。

『信仰編』でも、「病は本然への道、神の教え」で、信仰を回復の方便にするような態度でなく、本当に信じたら自棄にならず適当な措置をとるから、治る病気なら治る、と述べる。そして、神は必ず癒す、鍛え導くために病気を与えた、自然療法は神の導きである、と説く。

田邊は、患者の多くが直面せざるを得なかった、貧困と孤独という苦しみを、正面から受け止めている。

病床生活には大抵此経済的苦悶が加わって来るのであります、早く言えば、貧乏は病気に依って生ずる副産物なのであります［…］吾国には百人中の九十八人は貧乏人であります、此全国民中の或る割合が吾々同病者と見ると、病気して貧乏になるのを加えて百人中の九十九人は病苦と貧苦とを併せ味って居るものと推論して差支えないだろうと考えます［…］決して自暴自棄になってはいけないのであります。

（「貧しさに克て」、『信仰編』）

そのうえで、次のように述べるのである。

吾等肺患者には孤独が最もよい療治の条件であります［…］実に此の病気は患者自身が孤独を自覚し、真に恃む可きは痩せても枯れても自分を措いて外にないと言う事を覚悟するに至って初めて恢復は恵まれるのであります。

（「孤独は治療の一大条件なり」、『信仰編』）

田邊の態度を精神主義とか宗教への逃避と呼ぶことはたやすいのだが、患者の要請にまぎれもなく答えている点には注意が必要だ。第1章で見たように結核が貧困の病いであることは多くの人が感じていたが、必要な政策は実施されず、患者本人に責任があるとみなされた。さらに、序章で見たように、結核は若者の慢性病でもあった。前出の小説『ストマイつんぼ』で大原富枝は、若者ゆえに人生の重圧にさらされるのだと指摘している。彼らの敵は病気だけではなく、孤独や貧困や差別でもあった。一人前の働きができない者というまなざしを受けて、罪悪感や劣等感とも闘わなくてはならなかった。

徴兵検査が行われると、不合格になる結核患者へのまなざしはさらに厳しくなった。『療養生活』には、徴兵検査でのつらい体験を訴える投稿が数多く掲載されている。ある患者は検査で求められる服装を準備できず、感染を恐れて貸してくれる人もおらず、検査場で叱責される。「お前の様な奴は早う死んじまえッ」と大勢の前で突き放された患者もいる。不合格になった別の患者は「牛だったら撲殺されて居る筈」と感謝すらするのである（原実「徴兵官の情と貧窮肺患者涙の受検記（一）」、『療養生活』一九三九・三）。

田邊の活動は、医学が包摂しきれない病む体験の全体を引き受けようとしており、それゆえに患者に支持されたのである。彼らに切実に必要だったのは、医師の「指導」や徴兵検査官の「叱責」ではなく、当事者同士のつながりだった。孤独や不安をはらいのける力を持つ、日々の実践だった。

3　修養主義の系譜

野心の挫折を癒す

病気療養を修養ととらえる目線の背景には、明治時代以来の修養主義の系譜があるだろう。明治期に身分制度が廃止されると、立身出世熱が若者を風靡する。しかし明治三〇年頃からポストが不足しはじめ、大学を出ても課長どまりの時代がやってくる。高等学校は合格率の極めて低い狭き門になる。高等学校に進学できない人々向けに、通信教育が普及する。『成功』という名の雑誌も刊行されたが、読者の多くは野心を遂げられなかったのかもしれない。教育社会学者の竹内洋は、こうした時期に、野心をクールダウンさせ、少数のエリートになりそこなった人々を癒したのが修養主義だという。

そう、修養は、われわれは貧乏していても、他人さまにうしろ指をさされることがない「かたぎ」(堅気)だという矜持ある清貧の物語を提供したのである。立身出世の手段である常識や人格の養成という希望(立身出世)と癒し(清貧)の両義性がともなうメビウスの輪だったからこそ、修養は多くの日本人の心を摑んだのである。

(『立身出世主義』、傍点原文)

極貧の療養生活を感謝の念で生きようと説く田邊の通信指導と、『療養生活』の「研究報告」欄は、修養主義の一形態として理解できる。

読者は田邊の通信指導書や雑誌『療養生活』を購読することで、「普通病院」の治療法をあやまったものとして否定し、「自然療法」を実践する知性と意志を持つ者として、自己を描き出す。それは経済的な尺度による自己規定を覆し、たんなる貧者・病者から自分を切り離す。

読者の「研究報告」がいずれも、達意の文章と明確な構成で綴られている点は明らかだ。投稿者は中等以上の教育を受けた、読み書きを日常的に行っている階層と想定できる。日記など、自分に関する何らかの記録をつけているものも少なくないように思われる。要するに、自分をつねに検閲して記録する、という習慣を持っているのである。

希望を供給する

これは田邊の姿勢とも通じる。田邊はハンセン病で隔離された患者が花を育てているという挿話に感動し、結核患者に「書け」と呼びかける。

> 私は此話を聞いて、何となく総身が揮(ふる)い立つ様に覚えました。かかる不自由な又悲惨な病生活にある人ですらこうした美しい仕事を心懸けて居るのではないか[…]諸氏よ、若(も)しペン

を持ち筆を持つの勇気があったら、自分の病床の経験談でも、治療法でも、どしどし発表するがよい、歌でも俳句でも詩でも諸氏が病床の体験から生み出したものに、何として尊からざるものがありましょう[…]
（「病生活の美化」、『自然療法通信指導書　信仰編』）

一定の教育を受け、読み書きの習慣をもともと持った者が、雑誌を購読し、自分について書き、それを発表することで自分の立ち位置を見出している。それがこの雑誌で行われていることだ。たえず自分を監視し、規範とのズレを修正するために、書くことが必要になっている面もあるだろう。

一般に近代的な医学においては、患者の病状は医師がもっともよく知っているとみなされがちである。専門的な知識と機器を用いた身体内部の検査によって、はじめて身体の状態が把握できるとされるからである。そのため患者は、検査結果と医師の言葉に従うしかない受け身の状態に置かれる。しかし、治療法のない病気の場合、医師にも患者を治す決定的な力はない。

『療養生活』では、結核を生きる人の声が必要とされている。結核はコントロールできると思わせてくれる声が読者には必要なのであって、こうした「研究報告」は、その要請に応えているのである。生活上の実践をきめ細かく報告する患者自身の「研究」は、有効な治療法がないなか、医師の診断以上に力を与えてくれるものだった。

権威のもとでわたしの物語をつくる

第5章で見たように、結核患者は情報にさらされ、経済的にも苦しんだ。しかし、その一方で、自前の情報を発信し、互いに交換しようともしていた。孤独とも闘わねばならなかった結核患者たちにとって、仲間のなかで自分を位置づけることは、もっとも必要なことだった。現実のなかで与えられなかったことを、彼らはメディア上で実践したのである。

しかし、自作小屋に放置されることを人格の成長の契機や修養の機会とみなすこうした姿勢が、文学が提示した「英雄的悲劇」(第3章)とともに修養主義の系譜に連なるものであり、病気を自己責任とする国家的なまなざし(第1章)の帰結である点には、注意が必要だ。

もちろん、病気療養に、精神的な修行の側面はある。しかし、現実的な解決策がある困難をも、自分を鍛える鞭とみなすのは倒錯的だ。病気は個人の問題である、病気になるのはその人(の体質、血統など)のせいである、という国家や文化や文学のまなざしが一体となって、こうした倒錯を生み出したのではないだろうか。

一九二〇年代以降、日本は、教養主義すら否定する思想統制と軍国主義へと進んでいく。自分について書くことで自分を監視する態度はそのまま、みずからを国家の役に立たない存在とみなし、だからこそより国家主義に寄り添う態度につながってしまったのである。兵隊になれない自分を、牛以下とみなさなくてはならないほどの圧力が、患者にかかっていたのである。

苦難の物語の主人公になること。えらい人の言葉についていくこと。比べたり考えたりせずに信じること。勤勉さ。このような態度が人々の間に浸透すると、個人間の違いは小さくなり、みなが同じ弱い存在になって権威を見る、ツリー型の集団を構成する。そのせいか「研究報告」欄の投稿文は、互いによく似ている。権威によって内面を検閲し内面の一貫性を保とうとする態度、つまり権威のもとで自分に関する物語を制作しようとする態度が、共通して見られるのである。

この時代の他の感染症と同じく、結核はかなりの程度まで貧困の問題でもある。結核の療養を精神の修行とみなす態度は、病気になるのは自分の責任だとみなした軍国主義や、それと一体化した優生思想を、結果として補完してしまったのではないだろうか。

第7章

発信する、つながる、笑う
——患者交流欄のしくみとはたらき

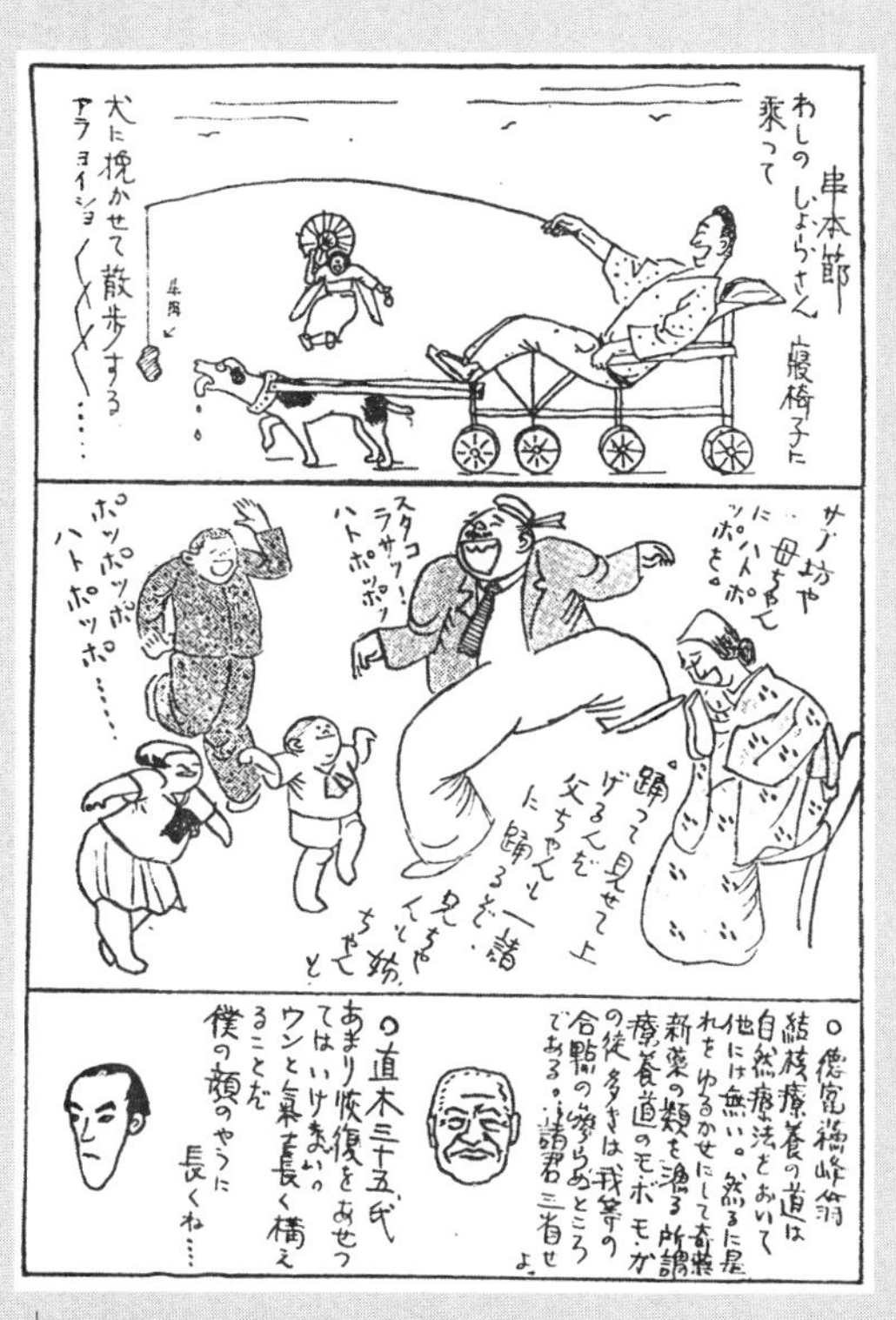

藤田無笛「療養漫画三重奏」より．笑いとユーモアで闘病を描く（『療養生活』1931年8月号）

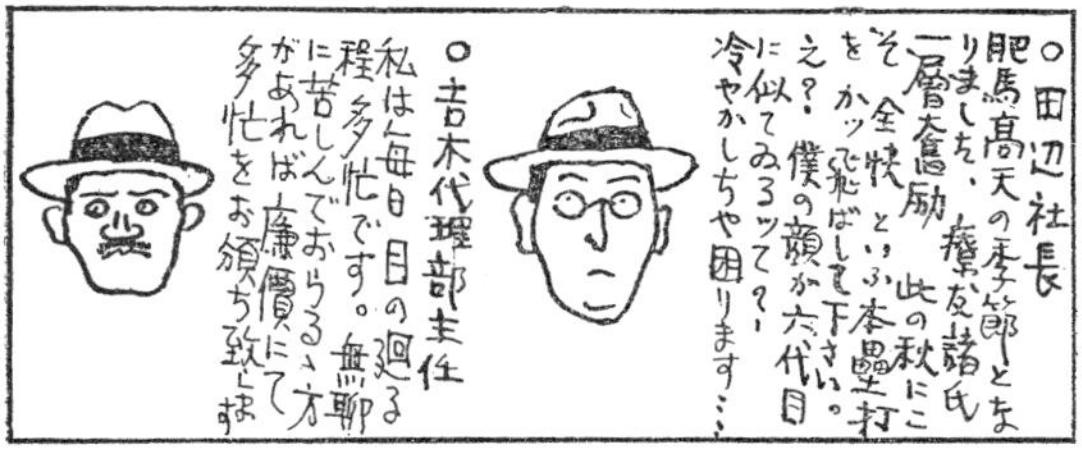

1 〈患者〉からの解放

患者だけの空間

雑誌『療養生活』の大きな特徴は、読者の参加にあると述べた。それはたんに読者の投稿が多いというだけではなくて、読者と編集者、読者同士の双方向的なコミュニケーションがさかんに行われていたということだ。

たとえば、読者と編集者の距離はとても近い。雑誌を発行する自然療養社社長の田邊一雄、印刷部長、代理部主任などの似顔絵も掲載されている(**図23**)。詩壇の選者である朝島雨之助は、みずからも結核患者で、選者であると同時に投稿者でもある。朝島は、自分の病状や、回復して就職活動を行う様子などを読者に報告し、それに対して「たのもしい」といった声を寄せる読者とのやりとりがまた掲載される。誌上で「療養オリンピック」が開催された際には、書記が読者から募集されている。

図23　雑誌主宰者田邊一雄らの似顔絵(『療養生活』1931年8月号)

さて、本誌の「研究報告」欄が、禁欲的で自己検閲的な態度に満ちていたことを、第6章でみた。しかし、本誌に見られる患者の声は、そのような禁欲的なものだけではない。『療養生活』には「まどゐ」と呼ばれる読者交流欄がある。ここでは、書き手が病人であることを忘れさせるようなやりとりが、さかんに行われていた。その意義は、日本が戦争の時代に突入するにつれて浮き彫りになってくるように思われるので、この章ではとくに戦中期の読者交流欄に注目し、そのしくみやはたらきを明らかにしたい。以下、とくに断らない限り、この章での引用資料は一九三七(昭和12)年から一九四四(昭和19)年に発行された『療養生活』による。

読者交流欄「まどゐ」のルール

「まどゐ」には明示されないルールがある。痛みや臭気などに言及しないのは「研究報告」と共通しているが、『療養生活』の他の欄に見られる、医師・医学・国家・信仰の権威や導きと、それについていく患者たち、という上下関係が、ここにはない。「ここは患者たちだけの空間である」という前提に基づくコミュニケーションの場なのだ。

投稿は一五字八行まで。編集は都道府県別。時期によりやや異なるが、毎号十数ページ、二〇〇通近くが掲載されている。たとえば神奈川県に住む患者からの投稿は次のようなものだ。

真砂様栄三様柳太郎様進様岩生様菊平様雨滴様みのる様至誠様日照草様及び先刻の諸兄姉(しょけいし)本

年もよろしく皆様のお顔もよく存じませんが。（神奈川　萩原生）

句読点が少ないのは、限られた文字数をぎりぎりまで使おうとしているからでもあるだろう。「まどゐ」の熱気が感じられるので、以下あえて句読点を補わず、原文のままで引用する。この投稿では、指定された文字数の半分が、本欄の他の投稿者への呼びかけである。こうした呼びかけは、「まどゐ」欄の基本的なスタイルだ。

患者へのまなざしが厳しかったこともあり、結核患者が読者であるこの雑誌でも、投稿の多くはペンネームによるものである。しかし、都道府県別の編集により、近隣のものは互いに注目し合うことになる。顔も本名も知らないけれど、自分と同じように結核と闘っている人がすぐ近くにいる、ということを患者は確認することができるのである。

字数は限られているので、たいした内容は伝えられない。ただ「呼びかける」のである。それは、わたしはここにいる、わたしはあなたが近くにいることを知っている、わたしたちは仲間だ、という純粋な確認行為である。このようなことを患者たちは、飽くことなく繰り返していたのだ。

露出度と距離のコントロール

匿名度はコントロールすることもできた。本名を出す者もあれば、「［筆者注―東京府療養所の］

五病室」などと、入院中の病院名と病室を示す人もいた。

長崎夕霧様突然失礼余り御悲観あるな、貴女ばかりでない僕も六年組なり懐しい。広島朗男兄想いは同じ北支の空八月末禁足令嗚呼（ああ）残念身は絶安（ぜつあん）［筆者注―絶対安静のこと］致し方なし涙を呑んで再機を約す。府療清瀬に居る方なきや僕五病室なり。（東京　宮下生）

投稿欄に掲載されたことで、同じ地域に住む者同士がつながることもあった。

金井島の瀬戸様御気分は如何ですか長く静養して居られますね、私は鉄道へ勤めて居る時君の所を毎日通りました。私の所から十分位で行けます、私わかります。徴兵検査は同年、県健康相談所御知りの方、横浜のどこですかお知らせください（神奈川　瀬戸生）

また、ペンネームで掲載された投稿者を、自分の知人ではと推測する人もいた。

葉刈姉貴下は小生の崇敬措（お）くあたわざる花岡医師の親戚では?、近頃御歌が見ないが如何。東京小澤園子氏本富士町なら六区［筆者注―浅草公園地六区の略称。劇場・映画館・飲食店・娯楽

場などが並ぶ歓楽街」は少年時代よく出かけました。何誰（どなた）か九年七月号借（ママ）して下さい。（三重　青木勘祐）

本誌は外地でも購読できたようだ。朝鮮半島や満州からの便りもみられる。外地にいる他の患者へ、また内地の出身地の患者へ、つながりを求めて様々な呼びかけがなされた。

新京ＡＫＩ様、私生子様御返事が没になって失礼しました御経過およろしい様で結構ですね。名古屋の皆様、御地は私の郷里で県立第一出身です帰郷したくもカリ［筆者注―カリエス］併発で動けず悲しゅうございます。（満洲　Ｉ子）

現実世界でもつながりたければそうすることもできるし、つながりたくなければペンネームのままでいられた。呼びかけた相手が応えてくれるとは限らない。腹を探るような誘いかけのレトリックも見られる。

灘８８８８氏御呼掛（およびかけ）有難う散歩出来るとは羨やましいね群馬貞雄氏私こそよろしくね夢野洋太郎君兄弟になろうよ元湊町に住みあの小学校出身徳島森春海氏東京で早速慰霊祭とは嬉し

いですねしのぶ様市内の何処？御呼掛したらついと横をむかれそう。（兵庫　谷洋之介）

病む者たちの平等な空間

はじめて「まどゐ」欄に投稿することは「顔出し」と呼ばれ、「顔出し」時は病歴を紹介するという暗黙のルールがあったようだ。

まどゐに初見参宜敷（よろし）く、六月発病七月入会、三ヶ月の病院生活も印象深いです。現在恢復一期［筆者注―田邊の『自然療法通信指導書』が定める回復段階のひとつ］程度無熱四ヶ月を持続するも尚つば様の［唾のような］液痰多量、県下の皆様今後とも宜しく御指導御鞭撻のほどお願いします。（栃木　華厳生）

まどゐの皆様十月入会の新参者発病九年十月、只今安静中一人淋しく終日臥床、先輩諸兄姉宜敷御指導を、誰方でも私通を望第五三〇〇一号。（滋賀　香夢生）

小田川清氏病歴、病患部酷似で懐しくお互いしっかり努力致しましょう。河野義氏ご機嫌如何、今夜は夢の見ごっこしましょうや。冬壺さん僕福岡市外です函館には少年倶楽部（クラブ）時代の

誌友が居て憧憬の地榊一郎兄可愛ゆき言葉かな。御健吟あれよ。（福岡　城木紀之）

自己紹介では、病歴がもっとも重視される。学歴や職業、経済的状況や家族構成などには、ほぼ触れない。現実世界とは異なる者として、読者は「まどゐ」欄に参加する。こうしたルールは、誰かがつくり出したわけでも、明示されていたわけでもない。みなが暗黙のうちに読み取り、自発的に実践し、雑誌の刊行が重なるごとに次第にひとつのスタイルになっていったのだ。

さきほどの投稿で「可愛ゆき言葉かな。御健吟あれよ」と呼びかけているのは、歌壇や俳壇などに掲載された作品を読んだ感想を伝えているのである。先に触れたように、『療養生活』には「研究報告」や読者交流欄「まどゐ」の他に、詩・短歌・俳句・川柳・エッセイなどの投稿欄があった。複数の投稿欄に同じペンネームで投稿する人も多く、読者は様々な方法で互いに交流することができたのである。毎号かなりの数の作品が掲載されており、掲載率は高かったのではと思われる。

しかし、詩壇・俳壇など他の投稿欄が、特定の選者が選んだ作品に選評を添えて掲載するならいだったのに対し、「まどゐ」では、選者や記者は基本的に顔を出さない。

たとえば、先ほどの投稿に「誰方でも私通を望第五三〇〇一号」とあるが、編集部は私信の転送も行っており、こうした業務に関する通知などが時折短く添えられる他は、記者によるコメントは一切見られない。

記者は、読者同士の私信の仲介に加え、物品や金銭の預かり・交換サービスも行っていた。

皆様その後如何ですか、私は大分元気になりました、早く複十字会員になり度(た)いものです。どなたかラヂユム温灸器のほしい方中古品格安にて利用して頂ければ幸です。（神奈川　きよ子）

僕は長年安静中の者で入信し様(よう)と焦り乍(なが)らまだ未信者で誰方様か恐れ入りますが讃美歌レコード御持ちの人古いので結構御貸又は御恵(おめぐみ)下さい。静かに心浄め入信致度(いたしたし)。本誌長年続けましたが誌代切れにて先月より休止中。（神奈川　誠隠）

誰方か明治大正時代の中央公論のお古を持つ方は譲って貰えませんか。お礼ははずみます。通信は代理部預局一九四九七番の中継で下さい。（広島　馬田）

小生岡山市半田山の市療養所へ入所したいのですがどなたか入所の経験ある方私信にて精(くわ)しく様子をお教え下さい。失礼でなければ薄謝を呈上致します。現在赤十字社の施療にて笠岡

の保養院に居ます。岡山の諸兄姉よろしく。(岡山　斎藤生)

ペーパー・ラブ

この交流欄が、検閲的なまなざしの外にあるという隠れたルールは、文体にもあらわれている。「研究報告」が具体的情報を簡潔に報告するスタイルで書かれていたのに対し、「まどゐ」では、おしゃべり口調で書く人が多かった。

久里子姉懐しいデス。[…]みつる姉ヨカッタですネ。河野姉小生年ガイものう胸がドキ〱。東兄トンデモネイ肝心の空気嚢がネ……光ちゃん一寸ダッコして見ナ(岐阜　白鳥)

実際には顔も知らないけれど、目の前にいる親しい人に話しかけるかのようなスタイルが、ここでは許されていた。その結果、患者たちは家族や世間に向かっては言えないことを、おおっぴらに発言していた。「まどゐ」では、投稿者同士の恋愛感情の表明もなされており、患者たちの用語で「ペーパー・ラブ」と呼ばれていた。

麗人花丘紗千子さん口絵に穴が開いてしまいましたよ、六百年型恋愛[筆者注―一九四〇年は神武天皇即位以来二六〇〇年にあたるとされ様々な記念行事が行われた。ここでは「現代的」の意か」

同意下さい。湖国より完治を祈ってます。（滋賀　琶水）

巻頭の口絵写真に登場した女性患者（図24）は、注目され、疑似恋愛の対象にされた。写真が掲載されなくても、一方的に親しみを持ち話しかけることも少なくなかった。

光ちゃん、僕一目イヤ一字見て好きになっちゃった僕妹がなくて淋しいの僕の妹になってくれない？ネ［…］紗千子姉御回復オメデト、紗千チャンのオ婿サンになる男ニクラチイ。（京都　鬼笑）

次のような誘惑的な投稿も見られる。

待子今南紀海浜の温泉旅館の離室に滞在一人ぼっちなの誰方かお遊びに入らっしゃいな、一緒に夢でも見ましょうよ、ウフフ（和歌山　今宵待子）

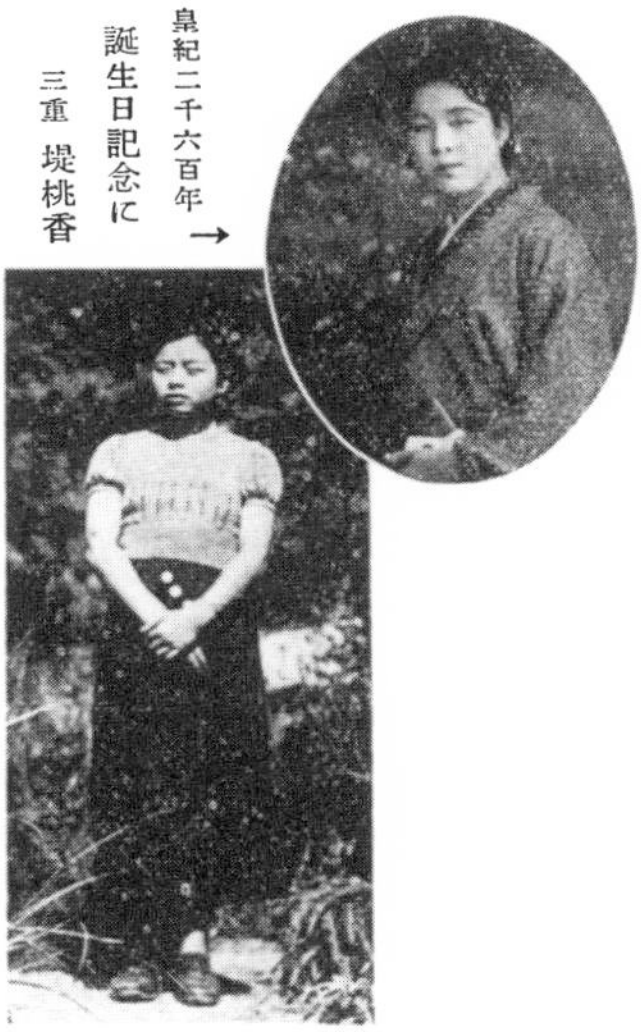

皇紀二千六百年誕生日記念に→
三重　堤桃香

図24　口絵の女性患者写真（『療養生活』1940年1月号）

ペンネームからもふざけてみせていることが推測されるが、こうした遊びが許される場所であったという点が重要だ。

口絵に写真が掲載された女性患者をハリウッド女優に重ね、口絵を「スクリーン」と呼ぶ次のような投稿も見られる。

〝まどゐ〟のデイアナダアービン美鳩さん。清純の御麗姿を早くスクリーン(口絵)にデビューなさいませな。日の本の胸に灼熱の血潮を滾(たぎ)らせて居る男の子公達は南国の情熱の乙女の奏でるセレナーデが薫風に乗って訪れる日を待望して居ます。(和歌山　修善童子)

互いの関係がメディア上に限定されることで、女性患者と映画女優は、ひとしく写真のなかの存在になる。

ペンネームを使うことで、投稿者は現実の自分から距離をとることができる。呼びかける相手の患者も、現実に会うことはない雑誌のなかだけの存在にしておくことができる。互いに現実世界から遊離し、バーチャルな存在になることで、親しい関係を築こうとする。それは、患者同士が誌上でしかつながっていなかったからこそ、可能な関係でもあった。

2　苦難を交換する

しかし、誌上にも現実はもちろん影を落とした。常連投稿家は、しばしばその死によって誌面から姿を消した。

戦争と患者

可憐なかや子さんはお苦闘空しく去る八月二十日午前二時逝かれました由お母さんより通知ありました、謹んでお悼み申上げます。（静岡　一波）

永らく皆様から妹の様に可愛がって頂きました、かや子は三年の苦闘も空しく八月二十日未明親愛なる皆様へ深い感謝を捧げつ永遠の眠へ……その夜のお月様の様に浄く美しく。お優しい御言葉下さった方々有難う！少年少女の皆様よ癒って下さい！（静岡　杉山芳子）

現実生活でつながっていた他の読者たちが、誌上のコミュニティにその死を報告している。

ここまで、誌上恋愛や遊戯的やりとりも許された「まどゐ」欄の様子を見てきたが、『療養生活』には他に、「療養歌壇」「療養詩壇」「療養俳壇」「療養柳壇」が設けられ、エッセイも掲載された。そのなかには、当然ながら苦境を嘆く投稿も多い。日本が戦争の時代に突入すると、患者はさらに肩身の狭い思いをしなくてはならなかった。たとえば短歌を掲載する「療養歌壇」では、「亡国病」と呼ばれることのつらさが吐露されている。

蝕(むしば)まれ血をも吐かせて吾が胸は国をほろぼすやまいとあるも（広島　北原紅夢）

徴兵された人々が次々に出征していくようになると、患者の自責は募った。「療養詩壇」には次のような作品が掲載されている。

敗人　　広島　朗男

号外は飛ぶ召集は来る／急に慌しい世の中／戦争だ戦争なのだ／日本最後の決意／友は出征、馬さえ行くに／軍人に有り乍らも是の我は／何のむくいぞ胸を病みて／面目も無く顔も上げられず／されど如何ともなし難し／只だわが胸は煮えかえるなり／せめて見送りなりせんものをと／二十六の若さの盛りを／杖引きてトボ〲と出で行く／我が身のあわれさよ／お父ちゃんと呼ぶ我が子を／振り捨てて彼は行く／御国の為めに／微笑み勇みて彼らは行くに／

アア如何にせむ／我は悲し恥し（はずかし）／胸病みてうつむきて／トボ〳〵と見送るかな

この詩に対する選評は、「真情むねを打つ。サムライよ他日を期せ」である。

先に述べたように、詩壇の選者・朝島雨之助は自身も結核患者で、投稿詩の選評をしつつ、みずからも詩や川柳、短信などを、「療養柳壇」、「まどゐ」などに投稿していた。つまり、選評は権威あるプロからの格付けではなく、仲間からの共感の声なのである。

戦時の結核患者の心境を伝える投稿詩を、もうひとつ見てみよう。

結核報国　　東京　平山凄二

結核病の恢復者は／爆弾を抱いて生活しているのだ／無理をすれば轟然（ごうぜん）と爆発する／全国の恢復者よ！／静かに胸を抱いて集れ（あつまれ）／揃って戦場に行き／御国の為にサクレッせえ！

自分の病気を、「爆弾」「サクレッ」といった自爆のイメージで表現したこの詩には、自棄や焦り、怒りの感情も読み取れるように思われる。「報国」を求める声と、再発するかもしれない病いを抱くからだとの、板挟みになる苛立ちがよくあらわれている。

この詩に対する選評は「誰か銅像立ててくれ、バクダン勇士これに在り」だ。戦死者は国家に顕彰され銅像が建てられる。戦死者と同じように、胸に爆弾を抱いて死んでゆく自分には、誰も銅像など建ててくれないが、爆弾を抱いて敵中に飛び込む兵士とどこが違うのか。投稿詩の自棄な苛立ちと同じ調子で評をつけており、やはりここでは「共感」がルールだったことがわかる。「研究報告」が、権威ある医師・医学に向けて、自分の規律ある実践を報告し評価してもらう場所だったとすれば、「詩壇」や「まどゐ」は仲間に向けて感情を吐露できる場所だった。

結核と貧困、患者と家族

結核は長期間の療養を必要とする病気である。結核と診断された患者たちの多くは数年間ひたすら静臥することを強いられた。寝たきりの者に家族があたたかい世話を続けてくれるとは限らなかった。

愛は永久なりや　　　長崎　夕霧

優しい父であっても／心のかての姉であっても／愛が永久である事は出来ない／義母の間で苦悩の生活の内は／父は一層慈しんでくれ／姉は苦しみを共にしてくれる／だが平和がおとずれると／人々は新しき相手をもとめる／義母の為苦しんだ父であっても／父にはいとしの妻である／父は義母に一人息子にと／姉は恋人を求めて離れ行く／親のすねかじりの言葉の

中に／愛を求める事も働く事もできない／病人は愛の無い家でも忍びながら／生て行かねばならない

この投稿のように、「すねかじり」とうとまれ邪魔者扱いされながらも、じっと我慢をして療養せねばならない患者は多かっただろう。

こうしては居れぬ畑うつ母の老（福岡　一平）

長期の療養で親は老いてゆく。老いた親を働かせねばならない自責。未来への不安。焦るがどうすることもできない。

結核にかかった人が、一家の生計を支えなくてはならない立場にあるとき、事態はさらに難しくなった。

治りさえすればと辞職すすめられ（富山　篠原忍）

病気になることは、そのまま一家が貧苦に転落してゆくことでもあった。

十分な療養もできないなかで金策に苦しまねばならない患者には、信仰が必要と次の投稿は説いている。

病者と境遇　　京都　多苦人

親なく扶助者なく家族を抱える身が自ら病み財なく収入の道は断え自分の療養は第二として家族の生活を心配せねばならぬ場合は最も悲惨である。或はまた周囲の無理解に対する心淋しさ或は家族及び他人に及ぼす迷惑を思う時の心痛等斯(か)くの如き精神苦は肉体苦より一層深刻である。ここに於て無為徒食の病者は確固たる精神力が必要になり信仰を求め只管(ひたすら)忍苦と祈りの生活に終始せねばならない。

病気になるのは、患者が悪いわけではない。しかし、結核の要因は弱い体質や劣った遺伝子にあると主張された時代、病むことは自分が愚かであることの証であるように感じられてしまう。

健康が賢く見えて羨やまし（山口　吉郁朗花）

患者たちの投稿からは、彼らの肉声が聞こえる。患者たちは、患者専門誌の投稿欄という限られた場所でしか、内心をうちあけることができなかった。日本全体が軍国主義に染め上げられていくなかで、本音を交換できる場所は、誰にとってもなくなりつつあった。若い男性たちが出征し、死者となって戻るにつれ、患者たちへのまなざしはいよいよ厳しくなった。

第1章から第3章までで見てきたように、政治・医学・文化・文学の言説のなかで、患者たちは様々にステレオタイプ化されていた。しかし、そうした画一的なまなざしの圧迫を逃れて、いくらかでも感情を吐き出せる場所があったことの意義は大きい。

苦境を明るく伝えるルール

さて、このように彼らは苦難を交換することで、自分たちを支える場所をつくっていたが、「まどゐ」には、苦境であっても明るく伝えるという暗黙のルールがあった。そのため、絶望的な状況であるように思われても、次のように書くのである。

長い間二人切りで睦まじく暮して来た、老母には死なれるし、未だ涙かわかぬ二十日後には亦(また)脊カリを言渡されるしいやはや浮世が淋しゅうなってまどゐへまかり出ました。皆様よろしく。小生当年二十三病齢二年東都は発病の地県下の療友乞御顔出。(沖縄　咲井吹盧)

ふたりきりで生きてきた母が亡くなり、その二〇日後には結核が脊椎を侵していることを告げられた二三歳の青年は、それでも何とか立ち上がろうとして交流欄に投稿をしたようだ。「いやはや」「浮世」といった言葉遣いに、自分の境遇を、距離を置いて眺めようとする態度が見える。

皆様如何ですか御伺申上ます小生五月入会のものですよろしく、寒がり屋でこれからが大変です洞穴組ですが無熱です食事が進まずに困っています長崎地方から案外顔出がありませんね本田哲夫鴨川妙旭御二人共聞いた名前の様ですが僕は佐世保港外の半島です宜しく。

（長崎　瀬川龍之介）

小屋を建てることさえできず、洞穴のなかで療養するしかない男性は、そのような自分を「洞穴組」と呼ぶ。洞穴のなかで横たわっているのは、自分だけではないのだとみずからを力づけているようだ。

高工［筆者注―高等工業学校］卒後小さい現場主任となり、美しい妻と結婚した迄は良かったが、ＴＢ［結核の英訳 tuberculosis の略］に惚れられ、新婚三ヶ月で妻に逃げ出された。妻を冷酷とは思わない。何故って癒ればより美しい皆様がお出だもの、今年こそ雄飛します。（茨城

胃弱）

結核のせいで結婚がこわれたけれど、次があると希望を持ち、同時に同じ患者たちにも将来に目を向けさせようとしている。

浜は大漁で大賑いお蔭で鰯栄養タップリです綏浄様お如何私恢一［筆者注―「回復第一期」の略］中等度鼻風にドヤサレテます今年こそは仕上げを。婚期は既に失すれど悲しまないけど産めの国策に反するは辛い事［…］（岩手　芳子）

婚期を失したことより産めという国策に反する方がつらい。でも、浜は大漁、新鮮で栄養たっぷりの鰯が食べられる。愚痴に終始しないよう、明るい話題も心がけるのである。この投稿には、返信もみられる。

女性軍の出現嬉し、然し誘惑しませんから、御安心下さい。芳子姉はサナト入所前、本院外科に御勤務だったでしょう。ダト知って居るようです。御容態は？御自愛を祈ります。療養オリンピック我軍の奮闘を望む。（岩手　親洋）

自分を見てくれる仲間の目があるから、前向きになれる。自分だけではないと、みずからを律する気持ちが生まれる。他者とのコミュニケーションに積極的であること。自分を客観的に前向きに他者に紹介すること。それが、自分を外から見る眼を養いつつ仲間に伝えるという、苦難の交換を可能にしている。

自分は絶対安静の病状で、老母は死に、経済的な余裕はない、という現実と、それを「書いて発表する」ということは違う。書くことで、書き手は自分の状況を客観的に見ることができる。もちろん無理はしているだろう。しかし、その無念と恐怖を、短い言葉のなかからくみ取ってくれる仲間がいると思うから、投稿するのである。

たとえバーチャルなものであっても、そのような仲間がいると思うことは、仲間の自分へのまなざしを、自分のなかにつくるということだ。「前向きな仲間たち」のなかで、「自分」を立ち上げるということだ。それは、絶対安静で貧困でという苦しい現実から立ち上がる一歩を踏み出していることと、ほぼ同じではないだろうか。ある入会者はこんなふうに言っている。

初めまして、十二月入会同月号まどゐを拝読、健康人の思い及ばぬ片隅にこんな親しみ深い世界のあるのに驚きました。僕も仲間に入れて下さい。無咳無痰の弱輩者です。翠村兄小生

市北郊乞御指導。(東京　吐星)

先に見たように、クラインマンは病者の語りを治療者と患者が共有することの重要性を説いている。ジュディス・ハーマンも、心的外傷からの回復のために、患者の自己物語の作成に立ち会うことが、治療者の役割であると述べている(『心的外傷と回復』)。『療養生活』の読者たちは、みずから意図せずに、互いにこのような役割を果たすことのできるつながりを、誌上の片隅につくりだしているのである。聴き手は、医師や治療者でなく、自分と同じ患者である。

3　笑いがつくりだすもの——露出とパフォーマンス

〈患者〉をこえる私

患者交流欄における読者／患者相互の階層性は、現実世界の経済力や学歴などではなく、「まどゐ」ならではのルールで決まっていた。もっとも大きな要素は病状である。さきほどの投稿者は、「無咳無痰の弱輩者」と名乗っていた。長く患い、病勢の進んだ者は、ここでは先輩なのだ。

しかし、投稿欄での相互の関係を規定する要素は、それだけではない。投稿欄への露出度と他者を楽しませるパフォーマンスも大きかった。自分を戯画化して、笑いをとってみせること。ユーモアと余裕をもって事態を受け止めてみせること。みながもっとも望むことをパフォーマンスしてみせたものが支持されるのである。

「まどゐ」に初めて投稿することが「顔出し」と呼ばれていたのに対し、自分の写真を掲載して自己紹介することは「デビュウ」と呼ばれていた。患者の写真は口絵に大きく掲載された他、読者交流欄でも軽妙な自己紹介文とともに掲載された。名古屋の「無涙改め鈴木翔志」は、以下のように自分を紹介する（**図25**）。

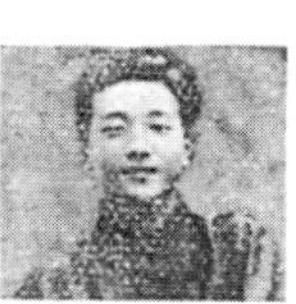

名古屋
無涙改め
鈴木翔志

問はれて名乗るもをこがましいが生れはお江戸の下町で、小せえ時から手癖がよく、十で神童、廿で才子、其近くで肺病たあ、お釋迦様でも御存知あるめえ。
學校十四年、會社六年、病牀三年。先づ手頃。專門、電氣。スポーツ、遊び、道樂、病前にやり盡して未練ない。胃腸で十數年苦しみ拔き、どうやら恢復現在十八貫半。社會的惱みに芽生え家庭的悲しみに育つた信仰知らない者はカチカチのクリスチャンと嫌ふし、知つてる者はだらしのないのに愛想を盡かす慌て者の多い世の中。お蔭で當めた失戀の苦杯。われ中空になすな戀か……勝手にしやがれ。とは言ふもの、さりながら……

図25　読者交流欄の自己紹介①（『療養生活』1936年1月号）

問われて名乗るもおこがましいが生れはお江戸の下町で、小せえ時から手癖がよく、十で神童、二十で才子、其近くで肺病たあ、お釈迦様でも御存知あるめえ。
学校十四年、会社六年、病牀三年。先ず手頃。専門、電気。スポーツ、遊び、道楽、病前にやり尽して未練ない。胃腸で十数年苦しみ抜き、どうやら恢復現在十八貫半。社会的悩みに芽生え家庭的悲しみに育った信仰知らない者はカチカチのクリスチャンと嫌うし、知ってる者はだらしのないのに愛想を尽かす慌て者の多い世の中。お蔭で嘗めた失恋の苦杯。われ中空になすな恋か……勝手にしやがれ。とは言うもの、さりながら……

若くして病いに斃れたみずからの半生と、あきらめきれない人生への思いを、歌舞伎の「白波五人男」の名台詞をもじった軽妙な調子で、「まどゐ」の読者たちに披露している。

テニスコートでの写真を添えた「デビュウ」もある(**図26**)。

肺病は所詮逃れぬ運命であった。恩師同僚親友が幾人となく消え去って幼少から弱かった私はこの病に幾度慄えたことか。〔筆者注—昭和〕七年五月発病人工気胸一年にて全快九年五月再発現在一期、入会は九年八月、喀血しても最早落付いていられる。我ながら典型的な肺病性格、写真は偽物の選手姿?テニスなんておかし

鹿児島　中尾阜陵子

肺病は所詮逃れぬ運命であつた。恩師同僚親友が幾人となく消へ去つて幼少から弱かつた私はこの病に幾度慄へたことか。七年五月發病人工氣胸一年にて全快九年五月再發現在一期、入會は九年八月、喀血しても最早落付いてゐられる。我ながら典型的な肺病性格、寫眞は僞物の選手姿?テニスなんてをかしいわと彼女がいふ通り自分乍ら馬鹿げた寫眞を撮つたものと思ふ然し乍ら諸君諸孃よ、早く元氣になりたいですなあ。

図26　読者交流欄の自己紹介②(『療養生活』1936年1月号)

いわと彼女がいう通り自分乍ら馬鹿げた写真を撮ったものと思う然し乍ら諸君諸嬢よ、早く元気になりたいですなあ。（鹿児島　中尾卓陵子）

元気にテニスをする自分の姿は、結核患者には手の届かないものだ。しかし、あえてその姿を自己紹介写真に選ぶことで、ステレオタイプな弱々しい「患者」像に対抗し、自分がいるべきところはここではないと訴えてもいる。

女性の自己紹介もある。ペンネームは「富美永美血子」（図27）。

ナイチンゲールの孫です何分宜敷ナアンテ恥しいが、思いきって出て来ました。経歴は至極平凡××病院勤務中肺門淋巴腺腫脹で微熱が出ましたが軽症だった。で病気を忘れてたら今年六月喀血で完全にノビてしまいました。そして肉体的精神的に試練されてどうやら人間らしく成り患者の心理も分りいい経験でした。プレ［筆者注―看護婦］でありながら肺患を恐れて義務的にしか働いていなかった自分を深く後悔致して居ります。全快したら親

兵庫　富美永美血子

ナイチンゲールの孫です何分宜敷ナアンテ恥しいが、思ひきつて出て來ました。經歷は至極平凡××病院勤務中肺門淋巴腺腫脹で微熱が出ましたが輕症だつた。で病氣を忘れてたら今年六月喀血で完全にノビてしまひました。そして肉體的精神的に試練されてどうやら人間らしく成り患者の心理も分りいゝ經驗でした。プレでありながら肺患を恐れて義務的にしか働いてゐなかつた自分を深く後悔致して居ります。全快したら親切なやさしいプレに成つて看護させて頂き度いと思つて居ります。そして邪道を歩める無智な患者に自然社の存在と自然療法とを指導して微力を盡したいと希望を持つて唯今懸命に養生致して居ります。

図27　読者交流欄の自己紹介③（『療養生活』1936年1月号）

切なやさしいプレに成って看護させて頂き度いと思って居ります。そして邪道を歩める無智な患者に自然社の存在と自然療法とを指導して微力を尽したいと希望を持って唯今懸命に養生致して居ります。(兵庫　富美永美血子)

看護婦として、結核の感染を恐れながら働いていたが、発病してしまった。闘病は試練であり自分を人間らしくしてくれるものだったととらえ、回復したらもっといい看護をしたいと願っている。先に見たテニスコートでの写真と同じく、今の姿は本来の自分ではないことを主張している。「美」に「血」を織り込んだペンネームと、自分の写真にサインをしての投稿は、喀血を連想させると同時に、どこかナルシスティックな雰囲気も伝える。

こうした自己紹介から、患者というステレオタイプをはみ出す個人の顔を、ようやく見いだすことができるのだ。逆に言えば、雑誌の片隅にしか、個人として発言できる場所が、患者にはなかったのではないだろうか。

これから社会で活躍するという若い年齢で病いに斃れ、長期間の療養に臥さなくてはならない。活動の場はなく、孤独な毎日が続く。彼らは他者の目を痛切に欲している。家族ではない同年配の仲間たちの目を。その目に見られる自分をつくることが、病臥する自分を支えるのだ。

江戸っ子のたんかで日頃の憂さを晴らす投稿もある。

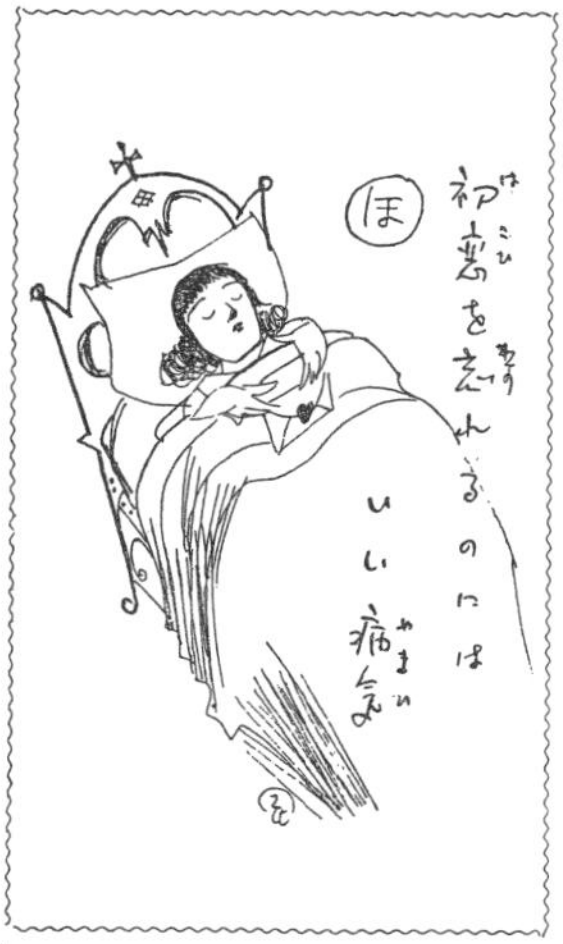

図 28　読者交流欄イラスト
（『療養生活』1937 年 10 月号）

たんか　　東京　文舟

俺のこと憐れんだりなんかしねんでくんな／お前のことだって、ちっとも偉えなんて思ってやしねえんだぜ／チェッ／結核野郎が有るか無えか、タッタそれだけの違いじゃねえか／なあんで——／ざまあ見やがれ　クソッタレ奴！

この詩(?)への選評は、次のようなものだ。

とんとん東京　大森に／ブンシュともうす　子がござる／きものを脱ぎしインテリで／やせたアバラをまさぐりつ／「文舟大いに笑え」ども／所詮サビシキ子でござる。

「文舟」は様々な投稿欄の常連投稿家である。選者は「文舟」と会ったことはなくても、投稿文や文学作品をずっと読んできた。誌上の知己なのだ。

若くして発病し、仕事も恋愛も結婚もできずに年を取っていくことへの不安は、患者たちの多くの投稿に共通して見られる。しかし、それをずらしてみせる声もまた多い。「まどゐ」欄には**図28**のようなイラストも掲載され、「初恋を忘れるのにはいい病気(やまい)」と添えられている。自分の不安を見下ろす「大人」の目を、川柳でつくっているのだ。ここには、俳句からきた写生文の特徴と漱石が指摘する「大人が小供を見る」眼があるのではないだろうか。

戦争と闘病の無意味化

テロや戦争を伝える報道のなかで、報道と自分の病気の両方から距離をとり、遠くから眺めて笑って見せる投稿もある。

同県のササ兄、与生、池田その他の諸兄姉、病床血盟団でも組織しようではないか（栃木冬山）

「血盟団」は、「一人一殺」を掲げて戦前期に活動したテロ組織である。

無果花鬚達磨兄お元気ですか度々のお呼掛にもかかわらず肺人グループからお別れし様と悪

心起したトタンに恢復二期中ノモンハン事件突発赤に見舞る中々油断なりませんわい。なにしろ発病が支那事変ボッパツの十二年七月七日ですからね。（北海道　まもる）

ようやく回復にこぎつけたと思ったらまた喀血した。その失望を「ノモンハン事件突発赤に見舞る」と、戦況報道のレトリックで突き放す。

次の投稿は、患部を敵陣に、闘病を爆撃に見立てる。

赤軍もジ線［筆者注―ジークフリート線の略。第二次大戦直前にドイツがフランスの攻勢を防ぐために構築した国境要塞］も突破。頑敵膝トーチカ五年爆撃銃眼閉塞。蔣政権我不関焉（われかんせず）関節炎と長期建設へ同症者鉄砲を上げよ。（岩手　空臥）

蔣介石の「我、関せず」という政策と「関節炎」をかけたダジャレになっている。

口絵9のポスターに見られるように、結核との闘いは、米英との戦いと同一のものとされた。一方で、次の投稿では、療養を戦いのレトリックでとらえると同時にそれを換骨奪胎している。

全国のまどゐクラブ員今後宜敷僕は此夏帝都で初めて結核戦に出陣した薄傷の若武者です。

静臥戦線からフラ〳〵っとカジノマドヰに来たデス。あきたせいだろう?なんて冷やかさないで下さい乞文書交換。（秋田　三浦誠太郎）

「肺病」をダジャレにするのは次の作品。

〝ハイ〟の字ヴァラエティー

「灰」は役に立つけれども〝蠅〟は役に立たぬ処か五月蠅（うるさ）がられて始末に終（ママ）えぬ。／「ハイ」と物の問いに答える言葉は快く耳に響くが〝ハイ〟に〝病〟と云う字が附くと忽ち、人に嫌がられて仕舞う。［…］／〝俳人〟にはなり度いと思うけれど〝廃人〟や「敗人」にはなり度くは無いものだ。／我輩も早くハイ病に〝ハイ左様なら〟をして肺人の記を、拝辞したいものである。（兵庫　修禅童子）

肺結核には、「肺病」の他「肋膜炎」「肺浸潤」など、様々な呼び方がある。意味するところはほぼ同じなのだが、「肺病」には「死病」「亡国病」といった響きがまとわりつくため、可能な限りは使わないようにしようとする傾向が、医師にも患者にもあった。この投稿は、「肺病」という言葉が持つネガティブな含意や深刻さを、吹き飛ばそうとするのである。

第1章と第2章で見たように、医学は必ずしも患者を力づけるものではなかった。とくに結核の要因を体質に帰す立場が大勢を占めるにつれ、診断は患者に対する絶望的な宣告にもなっていた。しかし、詩壇選者でもある朝島の次の投稿は、その宣告をずらしてみせる。

兵庫の中川武雄様、御言葉で私もあの「治り難き体質なり」と告げくれし医師の顔を思出しました。あれから五年。かの医師の言葉まことになりしよの感切なるものあります。然し治り難き体質とは大器晩成ちゅう事ならん。(東京　朝島雨之助)

自分に向かって、一生治らないかもしれない体質だと宣告した医師の顔は忘れがたい。病状の一進一退につれ思い起こすものだったかもしれない。しかしここで朝島は、自分を追い詰める医学の言葉を、ずらし、無意味化しようとするのである。

「肺病」をダジャレにしてみせるのと同じことを、朝島はここでしている。自分を圧迫してくる言葉に対して、わざと意味をずらしたり、音の連なりによって無意味なものにしたりして、笑い、そのことで精神の寛ぎをいっとき得るのである。

恐怖をのりこえる場所

ここまで、結核患者自身の言葉を追いかけてきた。患者たちの言葉は、結核をめぐる医師の言葉や、世間に流布した結核のイメージ、文学がつくりだした物語のいずれとも、大きく異なっている。国家の繁栄を第一に考える人たちは、患者を非国民と呼んだ。多くの文学作品は、患者を悲劇の主人公に祭り上げた。しかし、患者たちにとって、病気は日常だった。

昭和三年当時未だ学生の兄は夭折、昭和六年私発病続いて八年弟も亦(また)、そうして今尚この九月には父は遂々不遇のまま。ナンテ泣言可笑(おかし)いです。(埼玉　しづ)

数年の間に、兄、弟に続いて父も結核で亡くなり、自分も闘病中。こんな悲惨な境遇があるだろうかと嘆き悲しんだあとに訪れる、泣き言をいう自分をふと醒めた目で見る瞬間。

写真のなかのかわいい女の子に夢中になり、声をかける。来る日も来る日もひとり洞穴のなかで寝ている自分を、「僕、洞穴組です」と、仲間のなかで自己紹介してみる。いつかテニスができる日が来ることを待ち望みながら、テニスウェアにラケットを持った写真を撮って、雑誌に投稿してみる。もう一度看護師として働く夢を持ちながら、「ナイチンゲール」と名乗って白衣姿の自分の写真にサインをしてみる。ひとりじゃないことを確かめるために、勇気を出して呼びかけてみる。

患者たちの表現は、プロの書き手の作品と比べると稚拙かもしれない。しかし、このようなやりとりによって、病気と死の恐怖をのりこえる足場を、同じ病気にかかった仲間同士で、彼らはつくりあげていたのではないだろうか。

「ナンテ泣言可笑いです」と埼玉の「しづ」は言う。彼女は、自分の状況を嘆き悲しむだけではなくて、嘆き悲しんだあとにも日常の時間が続いていることを、ここで発見している。それは、たんに嘆き悲しんでいることとは違う。嘆きと悲しみのあとの、新しい日常の始まりに立つ可能性を秘めている。「しづ」は、自分の小さな発見を、言葉にしてみる。苦しみや悲しみのあとにも日常が続くこと。それに気づくこと。そしてその発見を誰かに伝えること。この患者交流欄で行われていたのは、このような事柄ではないだろうか。

「病気に向き合う」という表現がある。「病気に打ち勝つ」という言い方もある。それはどのようなことを意味するのだろう。たとえば、第6章でみた「研究報告」では、療養は修養とされ、どれほど苦難があってもそれを恩寵ととらえ、治癒のため強い意志で日常をコントロールすることが推奨された。「病気に負けない強いわたし」を、言葉でつくりあげることによって、恐怖をのりこえ、現実はコントロール可能であり自分にはその知恵と力がある、という自尊心の回復がはかられていた。自分に課した日々の習慣をひとつずつ実行するたびに、「強いわたし」を確認できる。

ここでは、病気とは打ち負かすべき敵であり、病むことは闘うことだ。さきほど紹介した投稿でも、結核に罹患することが「結核戦に出陣」すること、安静につとめることは「静臥戦線」と呼ばれていた。が、彼は「静臥戦線からフラ〳〵っとカジノマドヰ」に来てしまう。将来のために今をどうコントロールするかという発想はもちろん必要だが、自然な欲望を抑圧する克己心なくして回復はないという発想には、どこか倒錯的なところがないだろうか。自分を検閲することで病いに対処しようとする姿勢は、病気になるのは本人のせいという優生思想を補完する結果も生んでしまった。

子規は「あきらめるより以上の事をや」ると言った。身動きできない現実にとらわれながら、苦しむ自分を他人のようにひととき見てみる。まわりを見まわしてみる。ほかのひとたちがたくさんいる、その姿を見てみる。風や雲、納豆売りの声、庭の鶏頭の伸びから、季節の移り変わりを感じる。

がんばっても、がんばらなくても、未来はつねにどうなるかわからない。誰にとっても、保証はない。昨日までの自分と、今日の自分が同じでなくてもいい。自分のなかに、矛盾した自分が何人もいてもいい。相手によってコロコロ変わるお調子者でも、まったくかまわない。どう転ぶかわからない今を生きるとき、世界は、発見に満ちたものとしてあらわれる。

読者交流欄では、患者は自分たちをひとくくりにする〈患者〉というレッテルから解放され、個性を発揮していた。そして、彼らを責める言葉を、笑いで換骨奪胎する知恵が交換された。ここには、正岡子規と写生文の直系の子孫がいるのではないだろうか。そして、子規たちが残した文学遺産のうち、わたしたちにもっとも資するものがあるのではないだろうか。それはまた、病気になるのは本人のせいだと考える優生思想と、優生思想を利用した軍国主義に対する、ひとつの有効な対処の仕方でもある。

同じ雑誌のなかに、このように異なるスタイルが同居していたのは、非常に興味深い。第5章で紹介したように、本誌では権威ある医学者が患者を導く編集がなされている。そこには、たとえば第1章で紹介した卵管の結紮(けっさつ)を奨励する文章のように、軍国主義や優生思想と結託した医学が患者を追いつめるという側面があった。自分の存在を排除する権威を受け入れ、ぎりぎりまで適応しようとする修養主義的な態度に対し、権威をずらし、笑う、読者交流欄のような場所も、本誌には同時に存在を許されていた。読者は当然、その双方を目にするわけである。

個々の読者が、本誌の内容をどう読んだかをつきとめるのは難しいのだが、たとえば通販目当ての読者もいただろう。一方で、真面目な研究報告をもっと充実させてほしい、「まどゐ」はふざけすぎており紙幅もとりすぎていると批判する投稿もある。隅々まで愛読していた読者に、両欄の隔たりは小さくはなかったことも窺われる。

本誌は田邊一雄の通信指導書を母胎とするものであり、あくまで修養と静臥が主軸である。そして、それら通信指導書に笑いの要素はない。しかし、投稿によって過半の誌面が構成されるという、読者の参加度のきわめて高い媒体であったために、患者交流欄が次第に発展していったのではないだろうか。克己と笑いの落差に憤る読者もいれば、「静臥戦線からフラ〳〵っとカジノマドヰ」に来る読者もいた。両方に投稿していた者もいただろう。そう考えると、本誌の読者は、程度の違いはあれ、場によって克己と笑いという異なるスタイルを使い分けていたのかもしれない。編集発行する側も、それを許している。そのことで、患者が多彩なコミュニケーションを繰り広げる余地が生まれている。本誌のこのようなゆるさは、軍国主義を相対化する契機をはらんでいる。戦中期の国内の状況を考えるとき、結核患者向け専門誌の一隅にこのような場があったことはきわめて興味深い。

患者向け雑誌の投稿欄は、これまで結核について語られた研究でもあまり省みられることがなかった。しかし彼らは大きなことをやりとげていたのではないか。結核をめぐる様々な声から距離をとって、自分の感覚や感情を解放すること。それを仲間のまなざしのなかで行うこと。もっとも必要で、でも誰も与えてくれなかったことを、彼らは自分たちでやっていたのではないだろうか。

終章　わたしたちのからだは誰のものか

感染と恐怖

感染する病いは、病む人だけでなく、社会全体の行動や価値観を変える。死に至る可能性が高く、治療法がない場合はなおさらだ。

そして、感染する病いに関わる情報は、たんにその流通量や伝達速度が増大するだけではなく、単純化・過激化する傾向を持つ。デマが広まったり、誰かが諸悪の根源に仕立て上げられたりする。コレラ流行時には、井戸の消毒をしようとした人が毒を入れていると誤解されたり、治療にあたった医師が病いを広めているとみなされて殺害されたりもした。

原因は、人々の不安である。確かな情報がなく、正しい解決策もわからないまま放置されることで、不安に陥った人々が、単純化され過激化された情報にとびつく。それが形を変えながら次々に伝達され、誤った情報による行動が重ねられてしまう。

結核とは何だったか

人々の共通の恐怖の対象であった結核は、都市や地方をめぐるイメージを変え、美の基準を変えた。結核を題材にした物語が量産され、現代にまで続くドラマのパターンをつくった。健康は、当たり前のものではなくステイタスとなり、経済的な豊かさや賢明さの反映とみられた。

いったんピークを迎えたあと、結核患者数がふたたび増大してゆく一九二〇年代後半から一九四五年までは、言論の自由が失われ、軍国主義が台頭し、日中戦争から太平洋戦争へと続く戦争の時代に重なる。結核の蔓延と軍国主義の進行は重なっている。これは偶然ではないだろう。ベッド数が圧倒的に不足し、自宅で療養せざるを得ない患者があふれるなか、国家予算は戦争の遂行に注ぎ込まれた。

同時に、病気になるのは本人のせいであるという「体質遺伝説」が、様々な媒体で主張され、定着していった。「体質遺伝説」は、病気を社会の課題ではなく個人の体質の問題に、さらにはそのような体質を生む血統の問題にすりかえた。同時に結核は「亡国病」と呼ばれ、患者は国を滅亡させる元凶とみなされた。そうしたまなざしは、民族の遺伝子を向上させるためには悪い血統を絶やしていかなければならないという、優生思想に結びついた。結核患者は子供ができないように断種すべきであり、具体的には卵管結紮が簡易かつ効果的であると、積極的に提案する医師の文章が残っている。優生学の見地に立つ医師は、産児制限や断種は民族の遺伝子向上という

「予防医学」には避けて通れない処置と考え、医学と政治はともにそのために手を取り合わねばならない、と述べていた。結核患者のからだは、どのような人が正しい国民で、どのような人がそうではないか、という排除の境界線を決定するための、舞台のひとつとなった。

排除の対象の選択は、きわめて恣意的であると同時に、その範囲は無制限に拡大していった。本書でとりあげた例のみに限っても、結核にかかっている割合が高いと根拠なく断定された集団には、中国の人々、アイヌの人々、共産主義やテロリズムなどの「過激思想」を抱く人々などがある。

また、結核と並んで、梅毒や淋病などの性病への感染も、阻止すべきものとしてしばしば議論の対象になったが、それらの病気にかかっている割合が高いとされた人々には、同性愛者、精神疾患を病む人、接客業に従事する人、映画館を利用する女性、おしろいを塗る女性などがいる。

スーザン・ソンタグは、病気の隠喩化を分析した(『隠喩としての病い』)が、結核も、人々の恐怖心の鏡として、雄弁なメタファーとして機能した。結核と同じくその「感染」を厳しく防止すべきものとして、社会主義、共産主義、民主主義などが批判の対象となった。

戦争の時代に突入すると、健康は国民の義務とされた。病む者は、国民の義務を尽くせない存在として批判された。病む者への批判は、正しい者と批判されるべき者の境界線がどこにあるのかを、その都度人々に示す舞台劇の効果を持ち、「正しい国民としての適切なふるまい」は、ますます厳格なものになっていった。

「正しさ」が強く求められるにもかかわらず、その要請が抽象的・道徳的なレベルでなされる。何が批判されるべき対象なのかが明確に示されることがなく、たびたび変化する。新しい批判対象が次々にあらわれ、新しい基準が上書きされてゆく。このような社会においては、人はつねに不安を抱えなくてはならない。身近な人々との違いを確認することで、自分の正しさをつねに示さなくてはならない。

国家予算が、患者を受け入れるベッドの確保よりも戦争に注ぎ込まれているという大きな状況に対する批判は、言論の統制と同時に消えた。代わって台頭した、個人の体質や血統に病気の原因を求める言説は、患者の断種手術を現実のものにした。ハンセン病患者への断種については広く知られているが、結核もその対象になっていた。

このような状況は、何に資するだろうか。ジョルジョ・アガンベンは、〈排除による包含〉という概念を説いている(『ホモ・サケル』)。ある集団から誰かを排除することは、集団の構成員の自尊心を高め、結束を強める。誰かを排除し、自分が排除する側にまわることで、自分には価値があるという感情を鼓舞するのである。

戦時下の日本でも、「非国民」が厳しく糾弾された。結核は、軍国主義の維持のため、戦争の遂行のために、巧妙に利用されたのである。

戦いのレトリックと優生思想

病いはしばしば、戦いの語彙で語られる。病気と戦う、病気を打ち負かす、病気に勝つ、など。結核予防を呼びかける戦時中のポスター(口絵9・10)では、病気と敵国は、ともに、人々が打ち勝つべきものとして提示された。このメタファーでは、身体と米英、意識と日本が同じものとみなされている。

戦いのメタファーは、対象と自己を、共存不能な、やるかやられるかの関係にあるものとして、人々に認識させる。このポスターの場合だと、わたしたちは意志の力で身体を管理して健康を勝ち取らねばならず、病気になるのは意志の弱さや注意力の不足による敗北であり、われわれは敗北を喫しないために存在をかけて戦わねばならない、ということになる。

同時に、健康な者は強く賢い者で、病気になるのは弱く愚かな者とされる。「健康は親と国への恩返し」「健康ありて前途あり」という言葉は、病んだ者には親への恩返しはできず、前途もないのだと、見る人に訴えかける。

このようなレトリックは、人を追いつめる。感染・発病しない保証は誰にもない。その不安を消すために、排除されたり批判されたりする側に立たないよう、規範に過剰に適応してゆくのである。本書が対象としたのは、明治から戦前期の結核と文化だが、こうした命の選別をめぐる議論は、決して遠い過去のものではない。

当事者の物語を聴く

本書では、結核患者自身の表現を、数多くとりあげた。それは、医学や政治の世界で描かれる患者の姿とも、結核をめぐる文学作品やドラマとも、まったく違っていた。しかし、患者自身の表現が広く紹介されることはいまだに少なく、また、そもそも彼らがこうした表現を書き残さなければ、それは誰にもわからないままだった。

異なる者を安易に排除する流れを変えるためには、まずは当事者が、自分の思いや置かれた状況を、率直に言えることが肝要だ。そのためには、彼らの物語を聴く場所がいる。伝わらないと思うとき、人は口を閉ざす。だからこそ、当事者の語りに耳を傾け、想像力をめぐらせる場所が必要なのである。

本書で見たように、医師や官僚の言葉と、患者自身の言葉は、一般に異なる文脈に置かれる。医師や官僚は専門家で客観的で患者を導く存在であるのに対し、患者は専門的な知識を持たず主観的に現実を把握してしまうとみなされる。知の体系や、行政の力を背景とし、専門用語で語る医師・官僚に対し、患者の語りはしばしば、感情的・一時的で、根拠が薄いとされる。このような文脈において、戦前期の優生学のような「科学」を装った強者の物語が、いかに人を傷つけるかを、患者自身が明瞭に言語化することは、きわめて難しい。だからこそ、当事者の語りを分かち合い、権威の語りに拮抗させる必要がある。

当事者の語りは、本人にとって救いやアイデンティティ構築になるだけでなく、聴く側にとっても恩恵が大きい。病んではじめて、日常の意味を知ったと語る人は多い。わたしたちは誰もがいつか病み、弱り、死ぬ。患者の語りは、わたしたちの営む日常にどんな意味があるのか、わたしたちがどんな姿をしているのかを教えてくれる。患者たちの物語は、戦いのレトリックから距離をとり、自分の弱さや限界を受け入れてどう生きるかのヒントに満ちているのではないだろうか。

強いものが生き残るという、弱肉強食と自然淘汰のイデオロギーは、社会進化論や優生思想といった科学の装いをまといながら、近代日本を貫く物語として機能した。このイデオロギーの消長を、結核を通して見ると、医学と政策が強者の物語を提示したのに対し、多くの文学は患者を悲劇的英雄・ヒロインにすることで、現実の恐怖を快楽のレベルに置き換えた。両者はおおむね、陰陽の関係にあると見てよいだろう。

一方で、当事者である患者たちは、病いを笑おうとした。病む自分を、距離をとって眺め、仲間といっしょに笑いとばそうとした。それは正岡子規から患者たちへと受け継がれた遺産でもある。自分の弱さを見つめながら笑おうとする彼らの姿は、ひたすら強くあらねばともがく者たちよりも、深い知恵をわたしたちに伝えているのではないだろうか。

あとがき

結核について調べはじめてすぐに気づいたのは、「患者の声が聞こえない」ということでした。結核に関する資料は膨大にあります。しかし、その多くは、医学や政策に関するものです。言いかえれば、「われわれは結核をどう制圧するか」を語るものです。

文学などのフィクションの世界でも、結核はよくとりあげられました。しかし、フィクションの世界で流通し、消費される結核のイメージは、実際に結核にかかった人たちの姿とは、しばしば大きく異なっているように思われました。

自分がかかった病気が、国の未来を左右するものとされ、多くの場合は非難されてしまう。その状況のなかで、患者たちは何を思い、どう生きたのか。どうしても知りたくなり、結核患者向けの雑誌をまとまって所蔵する、金沢大学医学部の図書館に向かいました。二〇〇九年の夏のことでした。

ひとかげがまばらな薄暗い図書館で、その雑誌を見て、驚きました。ページをめくりながら、時空を超えて、患者たちのざわめきに包まれるような感覚がありました。

本書で紹介した投稿の書き手は、みな無名の人たちです。その声は切れ切れで、どれも小さなカケラのようなものかもしれません。でも、あれほど厳しい状況のなか、このようにつながりあい、生きのびた人たちがいた、ということに、深く勇気づけられました。彼らの存在は、わたしのなかで、大切なものになりました。

岩波書店の福井幸さんは、本書にきわめて真摯にとりくんでくださいました。福井さんの的確な指摘と様々な提案によって、本書は少しずつかたちづくられてゆきました。岩波書店編集部からは、本書の企画段階で示唆的なご意見をいただきました。また、資料の閲覧・撮影にあたっては、金沢大学附属図書館医学図書館、公益財団法人結核予防会結核研究所図書室などから、様々なご配慮を賜りました。お力添えくださった方々に、心より感謝いたします。

感染症は、私たちの社会のありようを映し出す鏡です。かつて日本をおおった結核をめぐって、誰が、どのような選択をしたのか。その結果、どんな社会がつくられたのか。それを知ることが、これからの選択に役立てばと願います。

二〇二〇年十一月

北川扶生子

参考文献

青木純一『結核の社会史――国民病対策の組織化と結核患者の実像を追って』(御茶の水書房、二〇〇四年)
アガンベン、ジョルジョ『ホモ・サケル――主権権力と剝き出しの生』(以文社、二〇〇三年)
石牟礼道子『新装版　苦界浄土――わが水俣病』(講談社文庫、二〇〇四年)
内海孝『日本史リブレット96　感染症の近代史』(山川出版社、二〇一六年)
エルズリッシュ、C／ピエレ、J『〈病人〉の誕生』(藤原書店、一九九二年)
大原富枝『ストマイつんぼ――第七感の囚人』(『昭和文学全集19』小学館、一九八七年)
荻野美穂『「家族計画」への道――近代日本の生殖をめぐる政治』(岩波書店、二〇〇八年)
籠山京『生活古典叢書　第5巻　女工と結核』(光生館、一九七〇年)
『梶井基次郎全集　第一巻』(筑摩書房、一九九九年)
北川扶生子編『コレクション・モダン都市文化53　結核』(ゆまに書房、二〇〇九年)
キンモンス、E・H『立身出世の社会史――サムライからサラリーマンへ』(玉川大学出版部、一九九五年)
クラインマン、アーサー『病いの語り――慢性の病いをめぐる臨床人類学』(誠信書房、一九九六年)
警視庁衛生部医務課編『結核死亡ノ環境的調査　第一回』(警視庁衛生部医務課、一九三八年)
警視庁衛生部編『結核予防事業ノ実際的考察』(警視庁衛生部医務課、一九三六年)
厚生労働省「簡易生命表」https://www.mhlw.go.jp/toukei/saikin/hw/life/life19/index.html(最終閲覧日：二〇二〇年一〇月一三日)

ゴッフマン、アーヴィング『スティグマの社会学——烙印を押されたアイデンティティ』(せりか書房、二〇〇一年)
『斎藤茂吉全集　第五巻』(岩波書店、一九七三年)
酒井シヅ『病が語る日本史』(講談社学術文庫、二〇〇八年)
『子規全集』(講談社、一九七五—七八年)
島尾忠男「国民体力法」(『複十字』三四六号、二〇一二年)
週刊朝日編『値段の明治大正昭和風俗史』(朝日文庫、一九八七年)
ソンタグ、スーザン『隠喩としての病い——エイズとその隠喩』(みすず書房、一九九二年)
竹内洋『立身出世主義——近代日本のロマンと欲望』(NHKライブラリー、一九九七年)
立川昭二『病気の社会史——文明に探る病因』(岩波現代文庫、二〇〇七年)
田山花袋(録弥)『田舎教師』(左久良書房、一九〇九年)
『定本　漱石全集　第十六巻』(岩波書店、二〇一九年)
『定本　夢野久作全集　第二巻』(国書刊行会、二〇一七年)
『定本　横光利一全集　第二巻』(河出書房新社、一九八一年)
鳥取県総務部総務課県史編さん室編『鳥取県史ブックレット2　鳥取県の無らい県運動——ハンセン病の近代史』(鳥取県、二〇〇八年)
内閣統計局編『日本帝国統計年鑑　第三十九』(東京統計協会、一九二一年)
内務省衛生局『結核予防国民運動振興記録』(内務省衛生局、一九三七年)
『日本の文学　第40巻』(中央公論社、一九六八年)
ハーマン、ジュディス『心的外傷と回復』(みすず書房、一九九六年)
福田眞人『結核の文化史——近代日本における病のイメージ』(名古屋大学出版会、一九九五年)

藤野豊『日本ファシズムと医療――ハンセン病をめぐる実証的研究』(岩波書店、一九九三年)
『文芸戦線』大正一四年一一月号
正木不如丘『診療簿より』(中央公論社、一九三八年)
森川貞夫「一五年戦争と国民の「体力」――「国民体力管理制度」審議過程に表れた国民の「体位体力」問題の本質」(『一五年戦争と日本の医学医療研究会会誌』四巻二号、二〇〇四年)
森永卓郎『物価の文化史事典――明治・大正・昭和・平成』(展望社、二〇〇八年)
『蘆花全集　第九巻』(蘆花全集刊行会、一九二八年)

1935	日本民族衛生協会が優生結婚相談所を開設．北原鉄雄『結核予防の理論と実際』刊行．結核が死亡原因第 1 位に．雑誌『療養生活』,「療養小屋生活の記」を特集
1936	徴兵検査で甲乙合格者が減り丙種が増加，体格の低下．2. 26 事件．結核予防国民運動振興費 10 万円の交付決定
1937	結核死亡率，東京が世界第 1 位に．盧溝橋事件(日中戦争はじまる)．結核予防法改正(患者の届出を義務化，公立療養所を拡充)．保健所法制定，全国に 550 の保健所設置を決定
1938	厚生省設置．国家総動員法施行．津山事件．国民健康保険法公布．警視庁衛生部『結核死亡ノ環境的調査　第一回』刊行
1939	厚生省保険院編『療養新書 結核は必ず癒る』刊行
1940	国民体力法，国民優生法公布．厚生省，三越デパートに優生結婚相談所開設
1941	厚生省，男子 25 歳，女子 21 歳までの結婚奨励を各地方長官に指示．太平洋戦争はじまる
1942	日戸修一「優生学上より見たる早婚問題」発表
1943	健民修錬所設置．結核死亡率が 10 万人あたり 235 人を突破(第 2 回目のピーク)．雑誌『優生学』巻頭言に「都市膨張の限度！」掲載
1944	小児結核予防所，公立健康相談所等を，全国 609 カ所の保健所に統合．学童集団疎開開始
1945	ポツダム宣言受諾，終戦．陸海軍病院と傷痍軍人療養所を国立療養所として一般に開放
1947	ペニシリンが一般病院にも配布される
1948	予防接種法制定(ツベルクリン反応が陽性でない満 30 歳以下の国民に BCG ワクチン接種を義務化)．米国よりストレプトマイシンがもたらされる．優生保護法制定
1951	結核予防法全面改正(結核健康診断の整備，結核患者の登録，医療費の公費負担など)．結核が死亡原因の第 2 位に．乳幼児と新入学児童に BCG ワクチン接種開始

結核関連年表

西暦	主な出来事
1882	コッホが結核菌を発見
1892	伝染病研究所が設置される．主任は北里柴三郎
1897	伝染病予防法制定
1898	徳冨蘆花『不如帰』連載開始
1899	肺結核死亡者の全国調査が初めて実施される
1901	正岡子規，『仰臥漫録』を書き始める
1903	農商務省，『職工事情』刊行
1904	「肺結核予防ニ関スル件」(いわゆる痰壺条令)制定
1909	田山花袋『田舎教師』刊行
1914	「肺結核療養所ノ設置及ビ国庫補助ニ関スル件」を公布(東京，大阪，神戸に療養所設置)，石原修『衛生学上ヨリ見タル女工之現況』刊行
1916	工場法施行．職工 15 人以上の工場を対象に，12 歳未満の就業禁止等を定める．東京市の死亡原因第 1 位が肺結核に
1917	高田畊安「肺病に罹り易い女」発表
1918	結核死亡率，10 万人あたり 257 人を突破．第 1 回目のピーク．スペイン風邪大流行
1919	結核予防法制定
1920	東京市療養所開設
1922	健康保険法制定(全面実施は 1927 年)
1924	田邊一雄が雑誌『療養生活』を創刊．夢野久作「街頭から見た新東京の裏面」発表
1925	結核予防デー制定，様々な広報活動を展開．葉山嘉樹『淫売婦』発表
1926	斎藤茂吉『結核症』発表
1927	雑誌『改造』，「肺結核全日本を包囲す」を特集
1931	満州事変勃発，戦争の時代に．癩予防法制定
1932	血盟団事件，5.15 事件．公立健康相談所が全国 26 カ所に設置される
1934	島木健作『癩』発表

メディア　12, 60, 74, 118, 143, 149, 162
メロドラマ　68, 69, 73
森鷗外　73, 77

や 行

優生
　国民—法　57
　国民—連盟　58
　—学　25-27, 190, 194
『優生学』　36, 38, 48
　—結婚相談所　58
　—思想　15, 27, 39, 58, 150, 185, 186, 190, 195
夢野久作　45, 79
横光利一　69
予防医学　39, 40, 191

ら 行

『癩』　82
療養小屋　133, 137-139, 142
『療養生活』　35, 124, 126, 128, 131, 136, 143, 145, 147, 148, 152, 153, 158, 173
レトリック　28, 102, 112, 156, 180, 193, 195
『檸檬』　87
恋愛　75, 160, 161, 179
　誌上—　163
　—小説　70
労働者　5-8, 13, 22, 24, 35, 45, 63, 64, 80

わ 行

ワクチン　3, 5, 11
笑い　15, 109, 112, 151, 173, 179, 182, 186, 187, 195

通信販売　126, 128, 129
綱島梁川　85, 86
ツベルクリン反応　4, 36
デマ　11, 35, 122, 123, 131, 189
デモクラシー　30, 31 →民主主義
伝染性　31
伝染病　23
　―研究所　38, 41
転地療養　78, 80, 136
都井睦雄　129
同性愛者　191
読者交流欄　125, 126, 153, 158, 174-176, 178, 185, 186
徳冨蘆花　40, 65, 67
匿名　125, 154
都市　7, 12, 30, 32, 44-46, 48-51, 58, 64, 75, 190
都道府県別　59, 61, 153, 154
豊島与志雄　46
ドラマ　67-69, 77, 78, 89, 190, 194

な 行

内務省衛生局　36, 60
永井潜　32, 33, 57
ナチス　39, 40
夏目漱石　106, 112, 114, 115, 179
日記　76, 105, 106, 109, 147
　―文　102, 108, 111
日戸修一　38-41
『ノルウェイの森』　69

は 行

俳句　92, 97, 100, 105, 125, 148, 158, 179
排除　31, 39, 56, 186, 191-194
肺病　23, 24, 27, 28, 47, 52, 53, 62, 78-80, 122, 123, 174, 175, 181, 182
売薬　117-119, 122
白人女性　43, 54, 55 →女性
『羽鳥千尋』　73, 77
『花園の思想』　69, 71-73
葉山嘉樹　80, 83
ハンセン病　41, 61, 82, 83, 147, 192
非国民　183, 192
美人　26, 52, 53
非日常　69, 89, 92, 99
『病牀六尺』　95, 96, 99, 100, 102
病歴　157, 158
貧困　10, 64, 75, 78, 80, 82, 89, 137, 138, 141-145, 150, 172
不安　145, 167, 179, 189, 192, 193
複十字会　126, 138, 159
『冬の日』　87
プロレタリア文学　80, 82
兵士　8, 35, 36, 41, 51, 76, 166
兵力　35, 37, 38, 48
亡国病　5, 12, 49, 164, 181, 190
保健所　61
『不如帰』　40, 65, 67, 69, 78
『ホトトギス』　102, 103, 105-110, 112
洞穴　11, 133, 136, 170, 183
堀辰雄　69, 72, 79

ま 行

正岡子規　84-86, 91-97, 99-112, 116, 185, 186, 195
正木不如丘　78, 79
マスク　59
民間療法　11, 118, 122
民主主義　191 →デモクラシー
民族　15, 21, 25, 31-33, 39-41, 55, 56, 190
無癩県運動　61
村上春樹　69

厚生省　36-38, 58, 62, 123
幸徳秋水　87
国民体力法　35-38
『ココナットの実』　79
国家
　―財政　21, 60
　―主義　18, 41, 149
　―予算　21, 190, 192
滑稽　109, 110
古屋芳雄　49
コレラ　2, 23, 60, 189
婚姻　58 →結婚

さ 行

斎藤茂吉　84-86
サナトリウム　11, 69, 78, 79, 129, 134-136, 138, 140
差別　61, 145
産児制限　12, 34, 35, 57, 190
自然主義文学　104, 112-116
自然淘汰　34, 195
自然療法　128, 140, 143, 147, 177
児童　7, 11, 26, 50, 63 →学童
島木健作　82, 83
社会進化論　195
写生文　86, 93, 94, 102, 105, 109, 112-116, 179, 186
『写生文』　113
修養　142, 146, 149, 184, 186
　―主義　147, 149, 186
女工　5, 7, 108
女子　39, 49, 58
女性　→女工，女子
　―患者　161, 162
　―誌　123
　―美　52
『職工事情』　6
信仰　11, 129, 143, 168, 175
信念　63, 120, 142
『診療簿より』　78
杉田直樹　28, 29, 86
精神疾患　191
性病　22, 23, 31, 191 →花柳病
絶対隔離　61
戦争　15, 35, 37, 38, 48, 51, 63, 67, 139, 153, 164, 179, 190-192
　太平洋―　190
　日露―　74-77
　日清―　67
　日中―　21, 190
早婚　39
ソンタグ，スーザン　191

た 行

体質
　―遺伝説　25, 190 →遺伝
　結核―　35, 41, 42, 52, 53
体力手帳　36
高田畊安　30, 52
高浜虚子　92, 105
高山樗牛　85-87
田澤鐐二　19, 134, 135
田邊一雄　118, 124, 126, 129, 143-145, 147, 152, 186
田山花袋　73-77
断種　12, 190, 192
地域　9, 61, 105, 106, 155
　―社会　58, 60, 63, 75
地方
　―イメージ　44, 51, 58, 190
　―インテリ　75
　―社会　75, 77
　―色　104
　―読者　77
中国　31, 191
徴兵　164
　―検査　37, 145, 155
通信指導　147

索　引

あ 行

愛国主義　31, 63
アイヌ　56, 191
アガンベン，ジョルジョ　192
『悪夢』　46
朝島雨之助　152, 165, 182
安部磯雄　22, 24
有馬頼吉　44
石川啄木　80, 85
石原修　7, 8
市川源三　27
遺伝　18, 25, 27, 28, 33-35
　—子　12, 15, 33, 39, 41, 58, 168, 190
『田舎教師』　73, 74, 76
命の選別　193
医療器具　50, 117, 118, 122
『淫売婦』　80
映画　59, 60, 62
　—館　12, 56, 155, 191
衛生　2
　—展覧会　59
X線　4
大原富枝　138, 144

か 行

階級　21, 22, 29, 63, 80, 82
外地　125, 156
学童　49 →児童
隔離　2, 68, 147
家系　57 →血統
梶井基次郎　87, 88
『風立ちぬ』　69, 72, 73, 78
家族　4, 10, 136, 138, 139, 160, 166, 168, 177
花柳病　22 →性病
換気　12, 30 →空気
感染症　2-5, 10, 60, 150
『仰臥漫録』　91, 94-99
共産主義　78, 79, 82, 191
恐怖　12, 61, 116, 172, 184, 190, 191, 195
空気　3, 12, 29, 44-47, 51, 52, 56, 59, 103, 136, 137, 142 →換気
国木田独歩　84, 85
クラインマン，アーサー　14, 173
軍国主義　8, 14, 18, 25, 30, 51, 149, 150, 169, 186, 187, 190, 192
警視庁衛生部　9, 30
(結核)死亡率　10, 23, 45, 59, 61
結核予防国民運動　44
結核予防展覧会　59, 60
(結核)療養所　11, 30, 44, 61, 125, 134, 135, 138, 154, 159
結婚　20, 39, 40, 57, 58, 170, 171, 179 →婚姻，早婚
血統　12, 28, 149, 190, 192 →家系
検閲　147, 150, 152, 160, 185
「研究報告」　125, 126, 136, 137, 147, 148, 150, 152, 153, 158, 160, 184
健康
　—診断　59, 62
　—相談所　155
　—保険　22, 24, 80
工場法　8, 64

北川扶生子
1966年生まれ．神戸大学大学院文化学研究科単位取得退学，博士(文学)．神戸大学大学院文化学研究科助手，ロンドン大学東洋アフリカ研究学院(SOAS)日本研究センター客員研究員，鳥取大学地域学部准教授を経て，現在，天理大学文学部教授．専門は日本近代文学．主な著書に『コレクション・モダン都市文化　第53巻　結核』(編著，ゆまに書房)，『漱石文体見本帳』(勉誠出版)，『漱石の文法』(水声社)等がある．

結核がつくる物語――感染と読者の近代

2021年1月27日　第1刷発行

著　者　北川扶生子(きたがわふきこ)

発行者　岡本　厚

発行所　株式会社 岩波書店
〒101-8002 東京都千代田区一ツ橋2-5-5
電話案内 03-5210-4000
https://www.iwanami.co.jp/

印刷・三陽社　口絵／カバー・半七印刷　製本・松岳社

ISBN 978-4-00-061448-1　　Printed in Japan